건강을 위한

라인댄스

Line Dance

세계움직임교육센터 편

김 두 련 지음

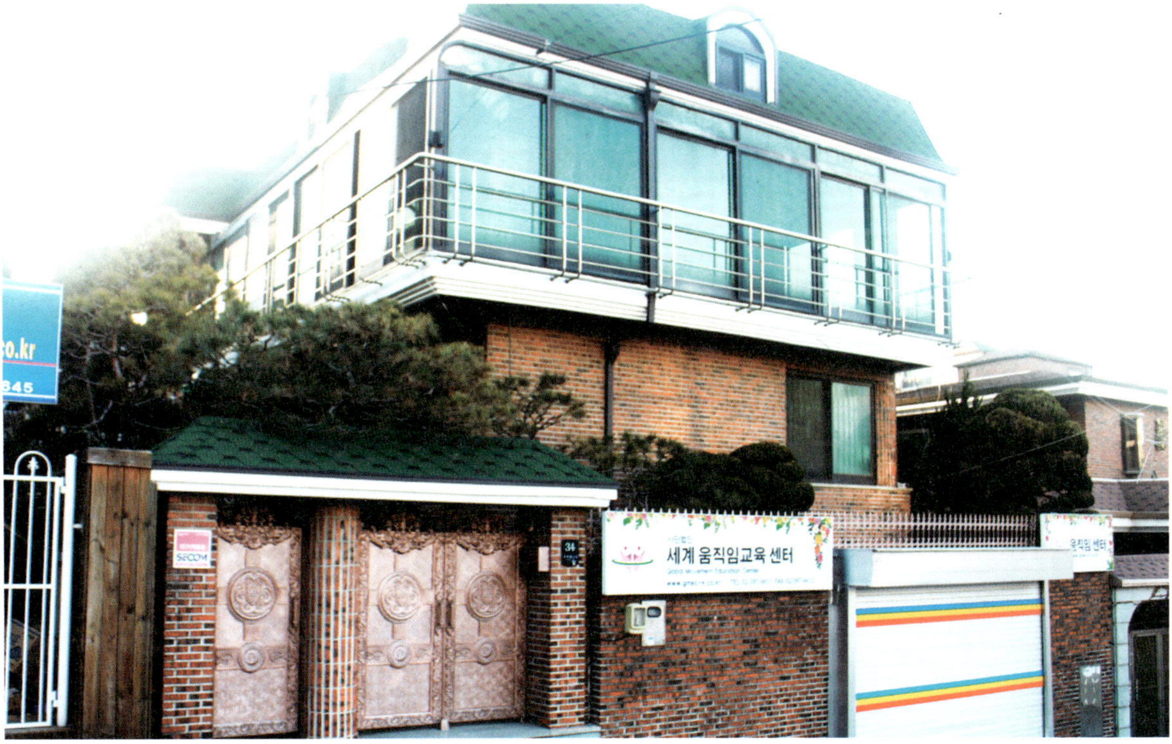

▲ 세계움직임교육센터 사무실 외부 전경

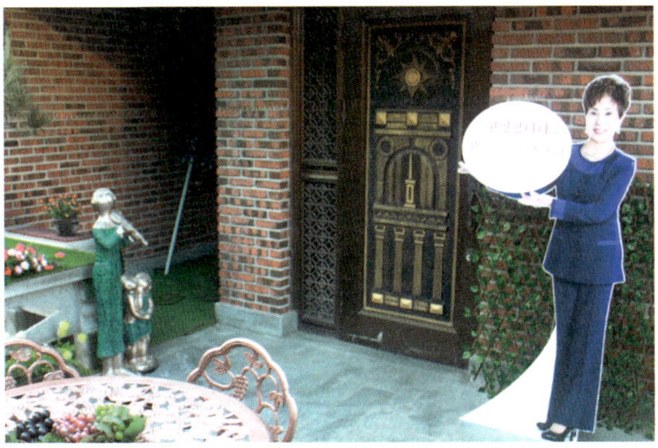

◀▼ 세계움직임교육센터 사무실 내부

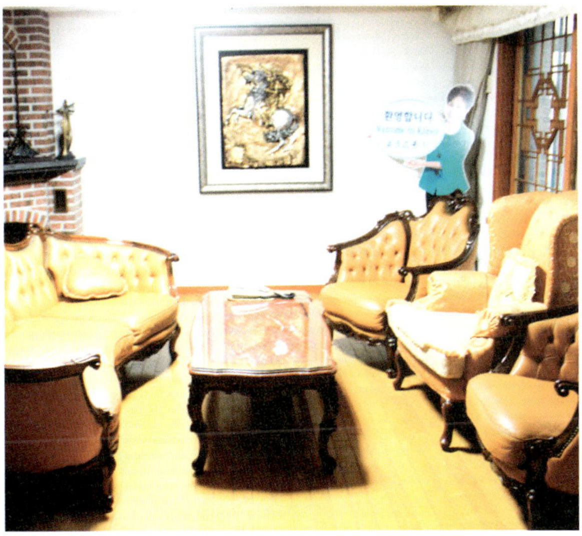

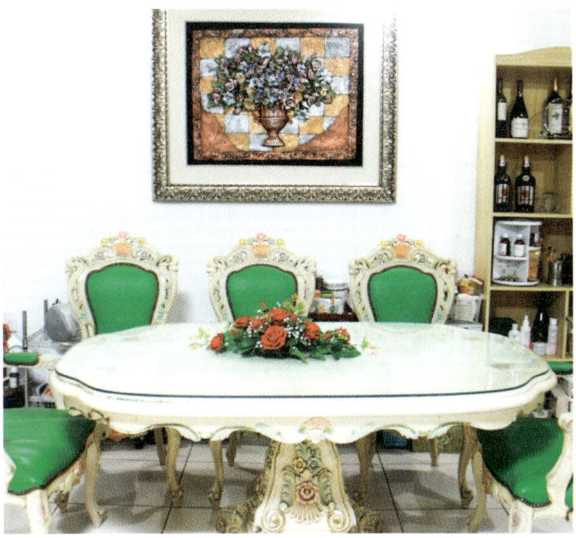

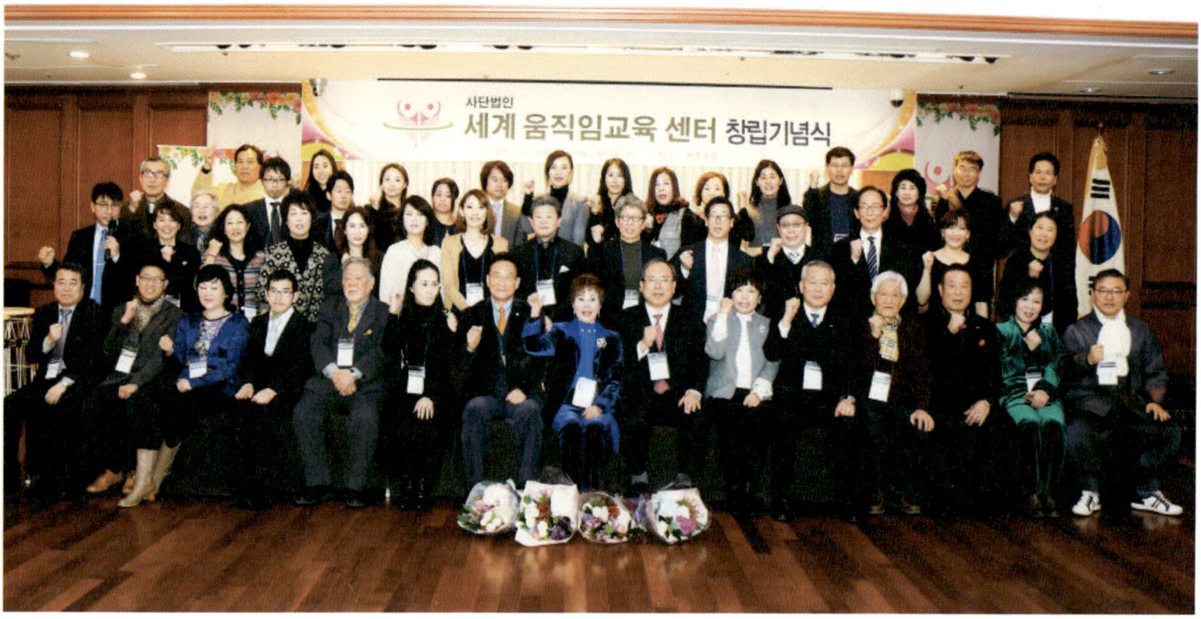

▲ 세계움직임교육센터 창립기념식 내빈 사진

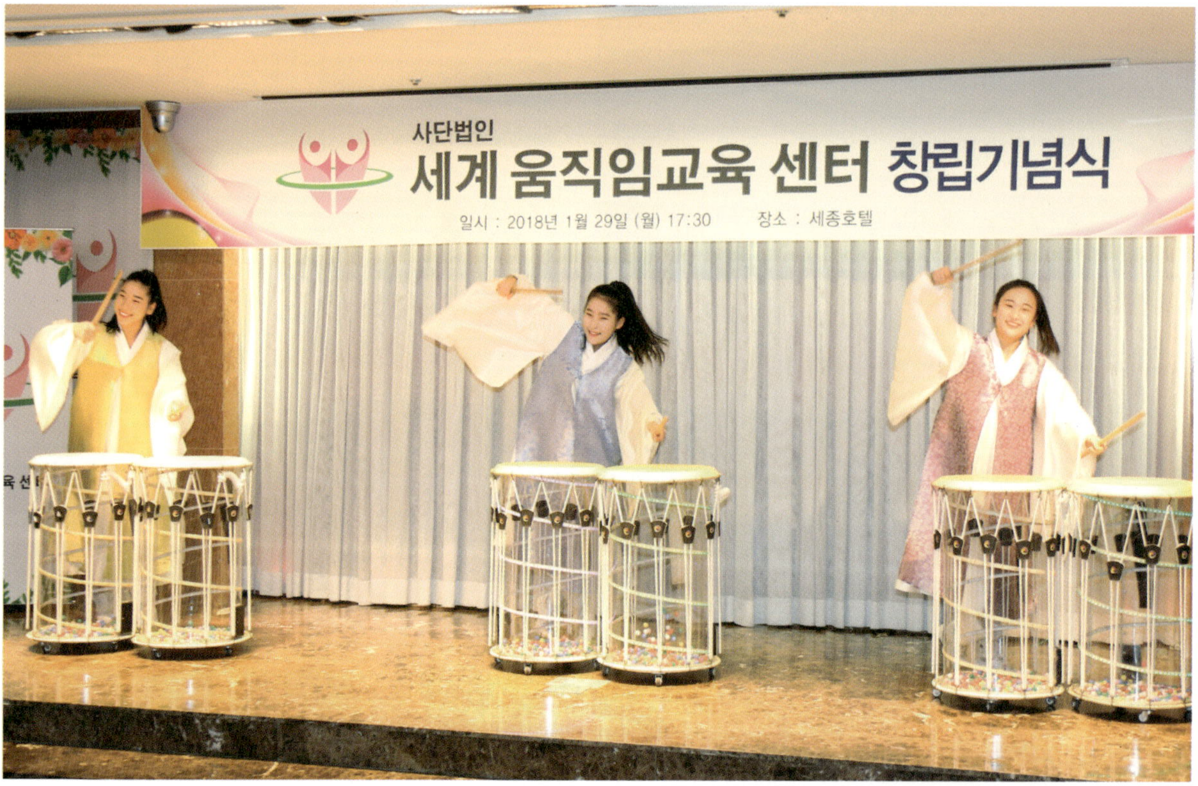

▲ 세계움직임교육센터 창립기념식 축하공연

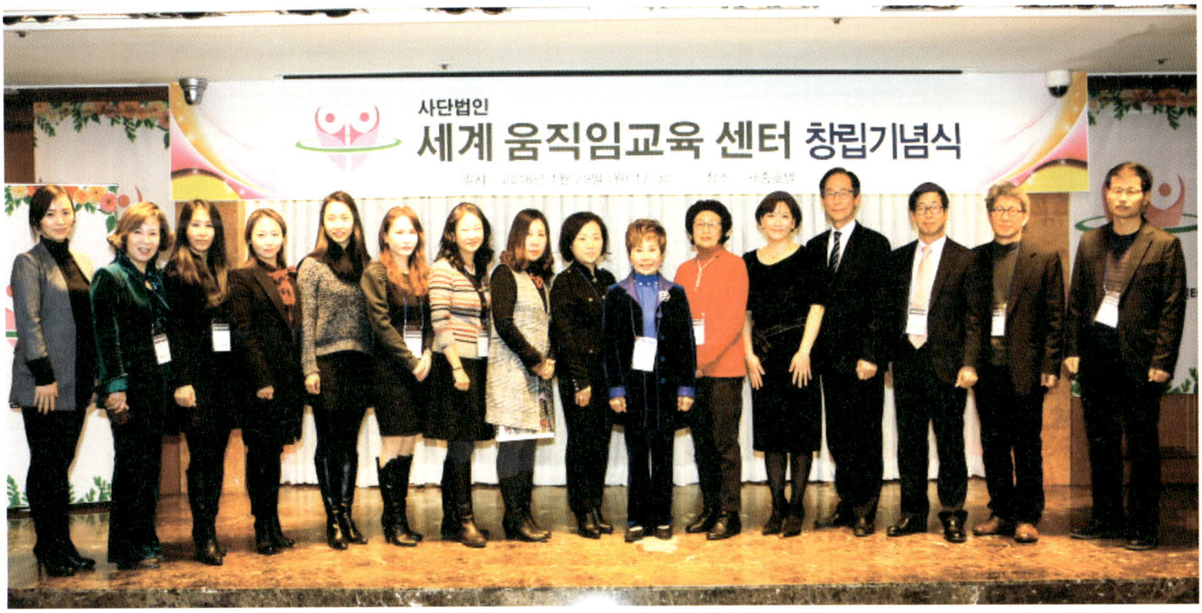

▲ 세계움직임교육센터 한국 임원진

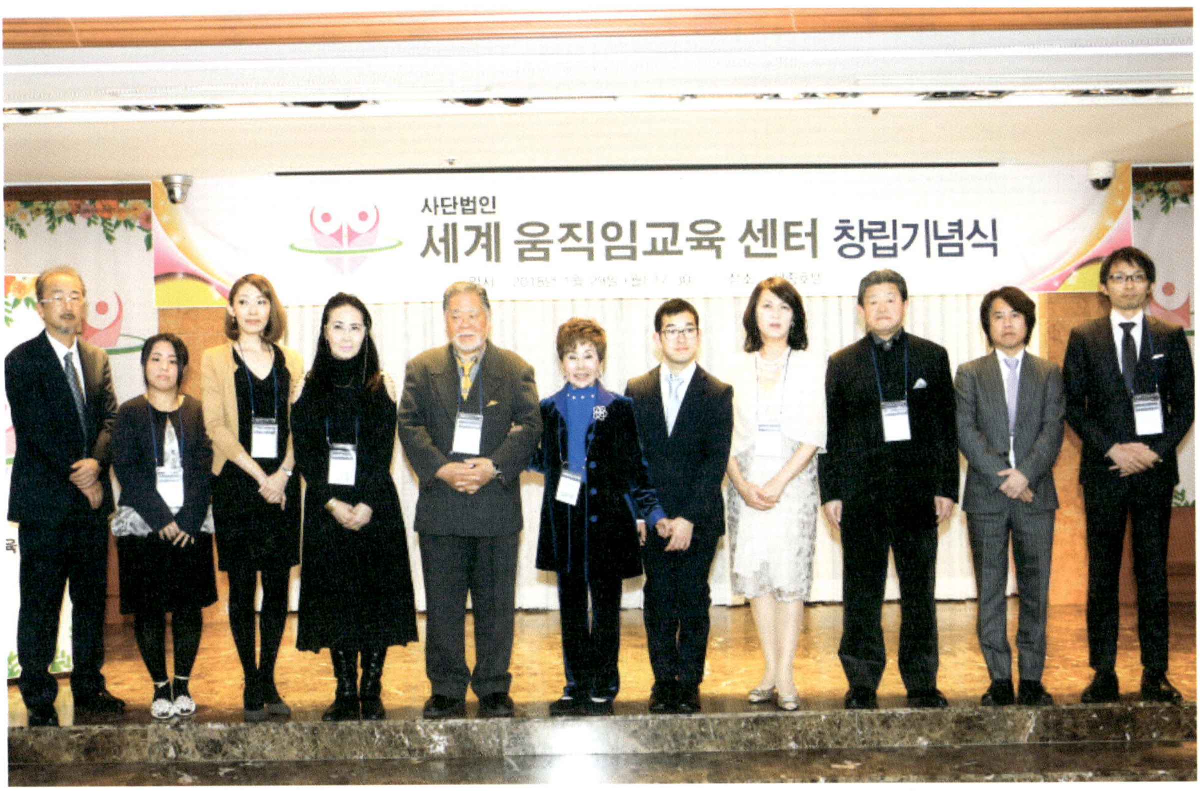

▲ 세계움직임교육센터 일본지부 내빈

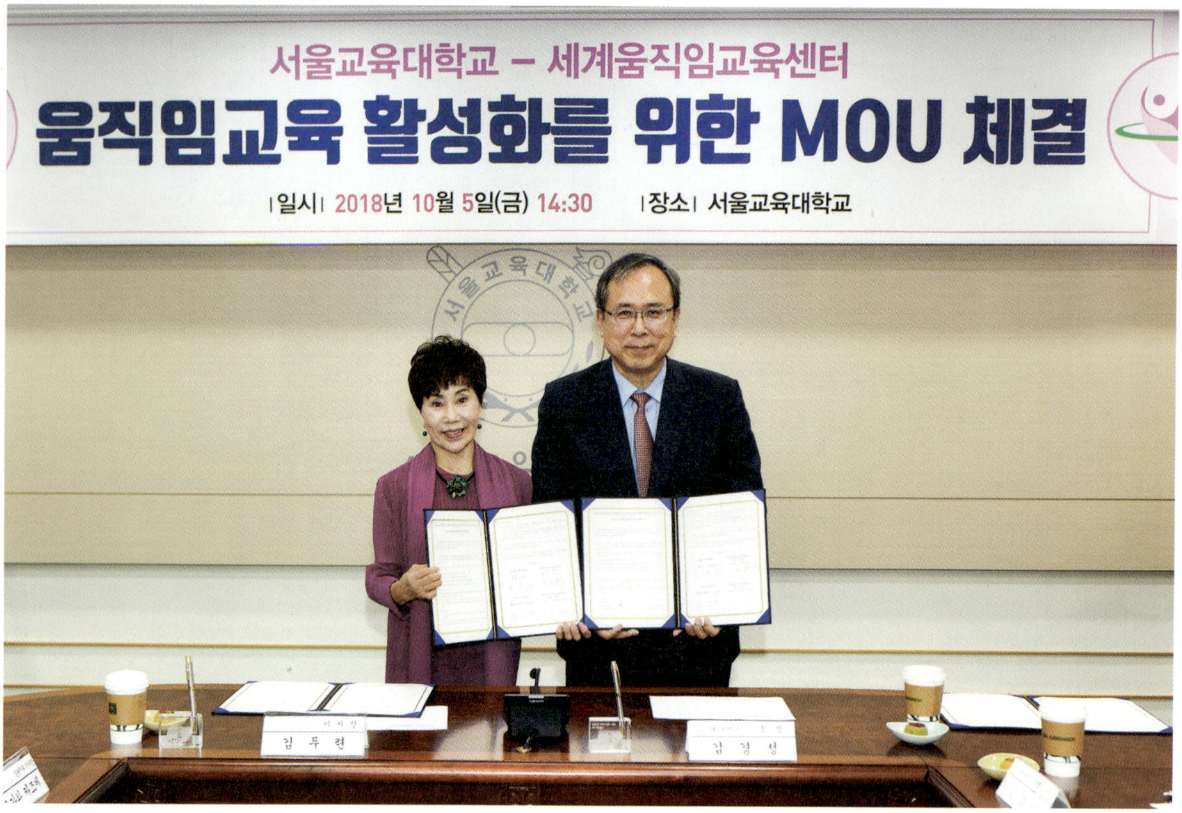

▲ 서울교육대학교(총장 김경성)와 세계움직임교육센터(이사장 김두련)의 1차 MOU 체결

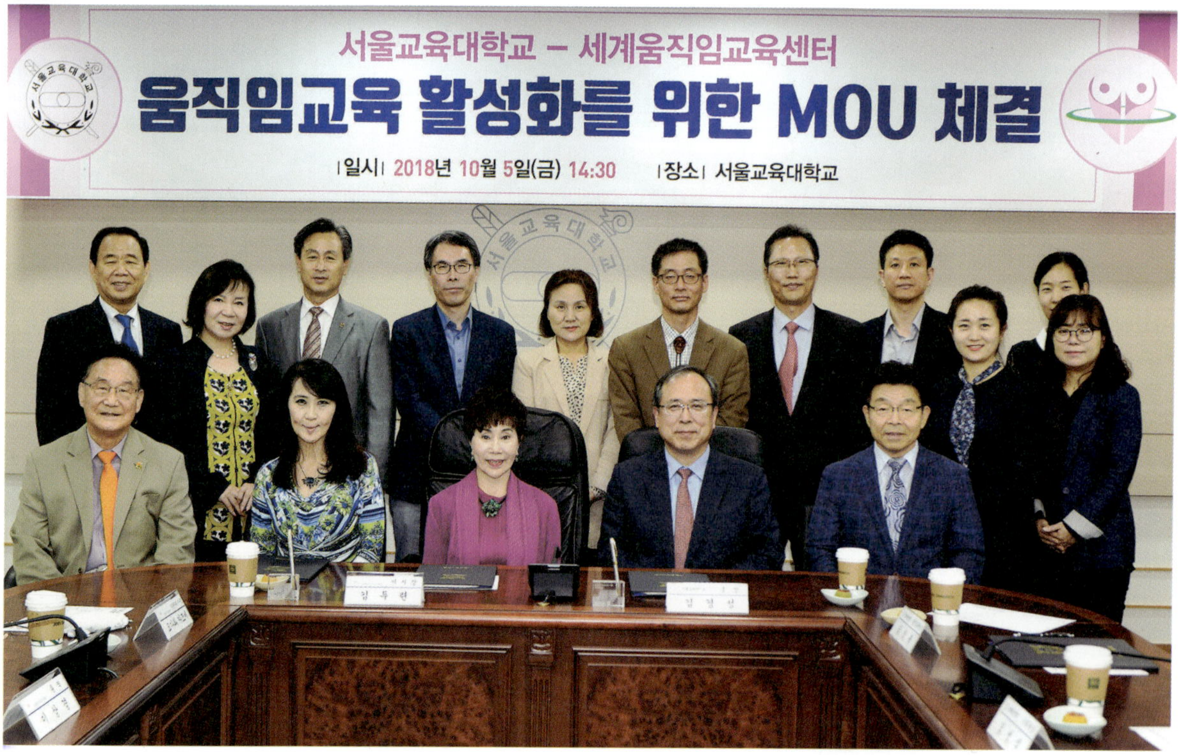

▲ 서울교육대학교와 세계움직임교육센터 내빈

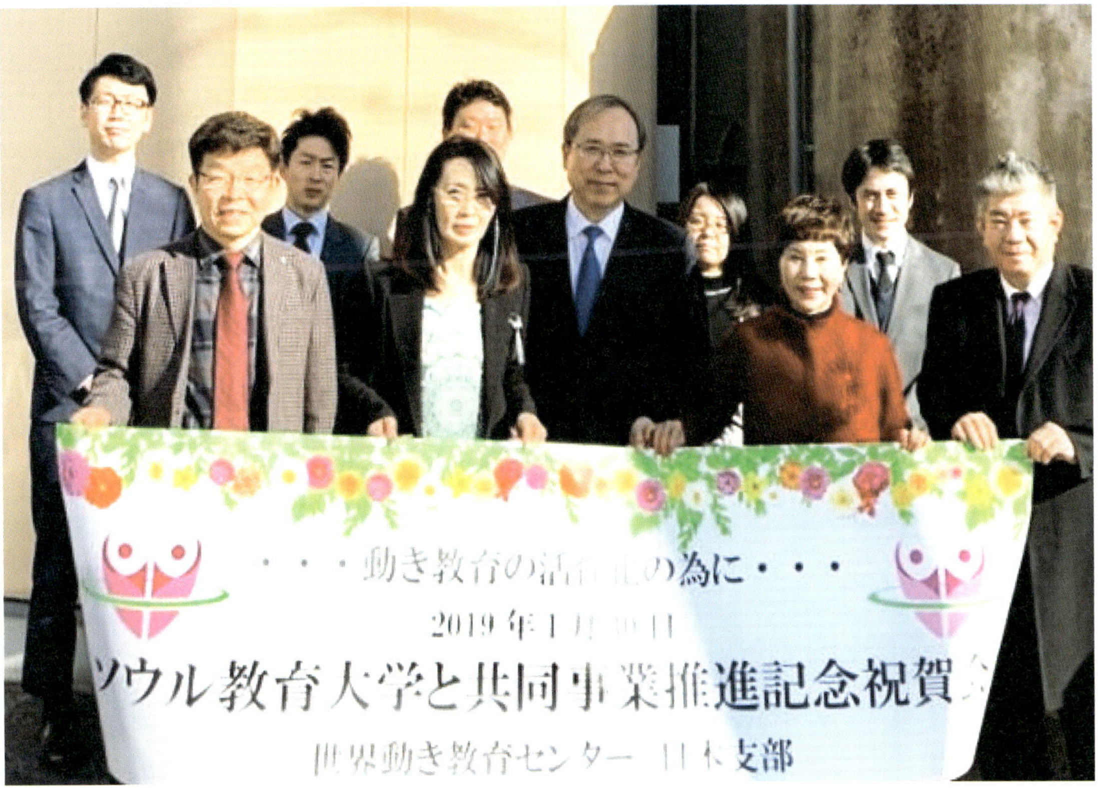

▲ 세계움직임교육센터 일본 지부와 서울교육대학교의 MOU 사업추진 기념식

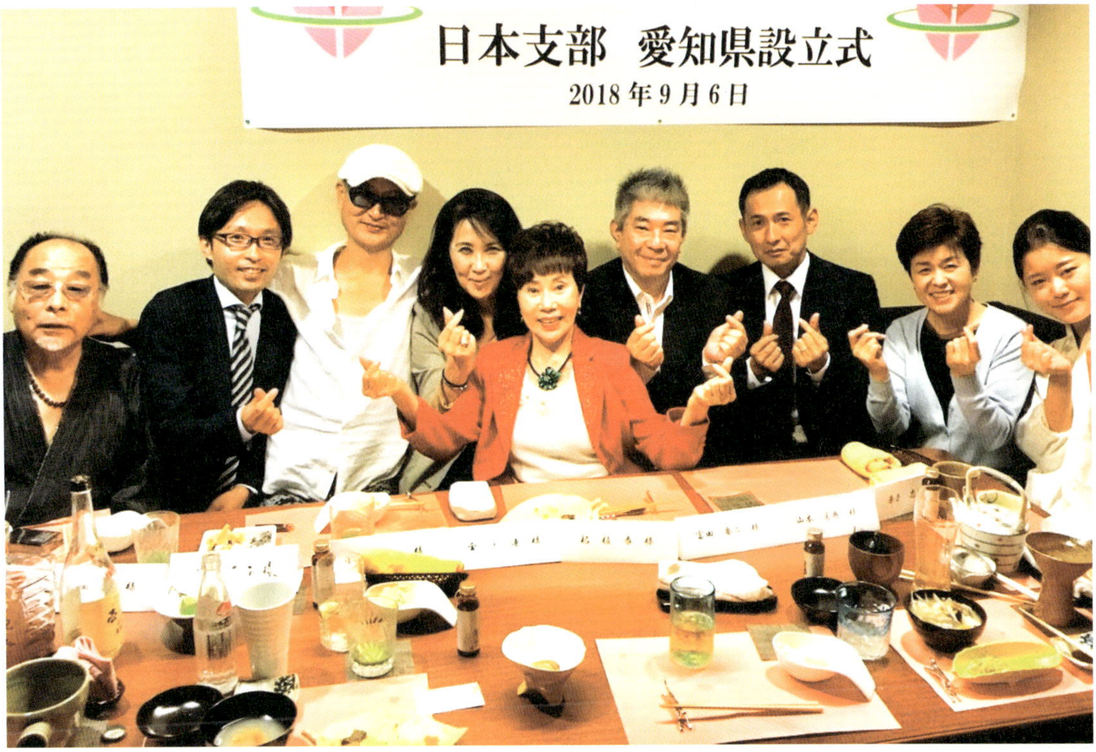

▲ 세계움직임교육센터 일본 지부 설립

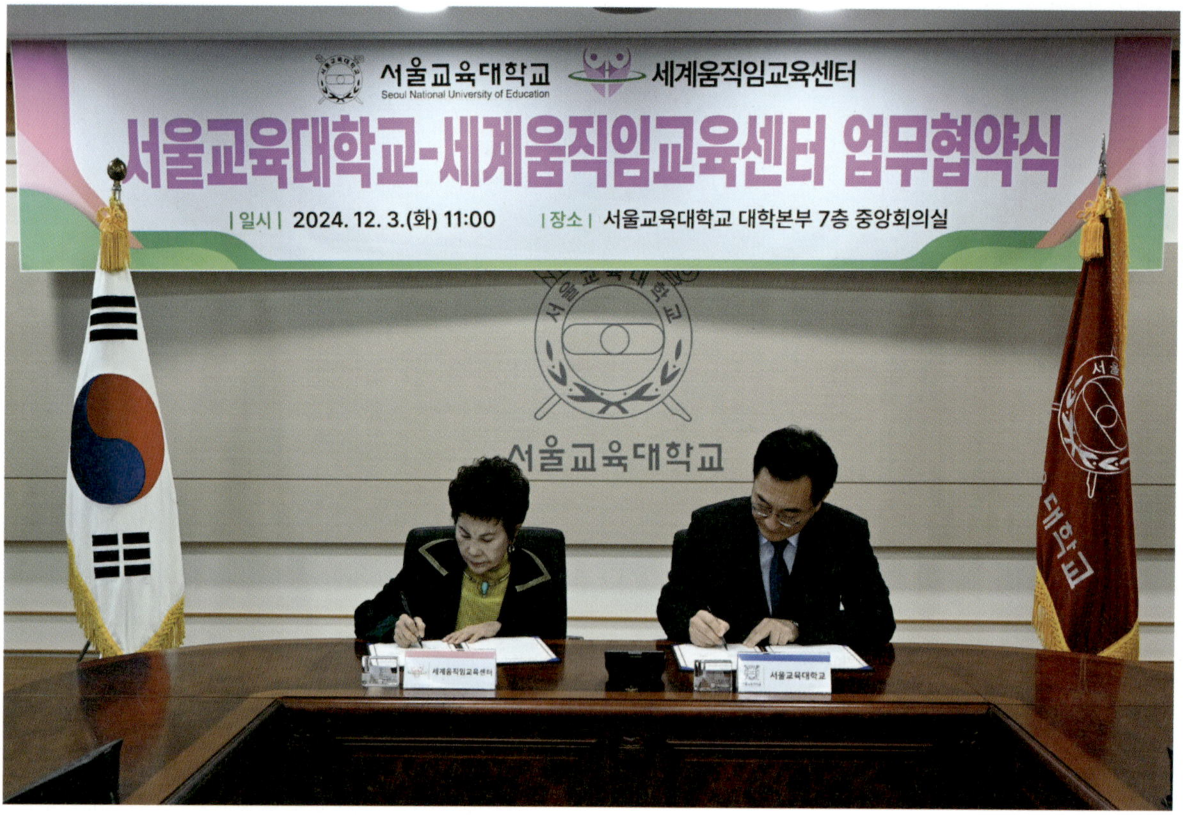

▲ 서울교육대학교와 세계움직임교육센터의 2차 업무협약서

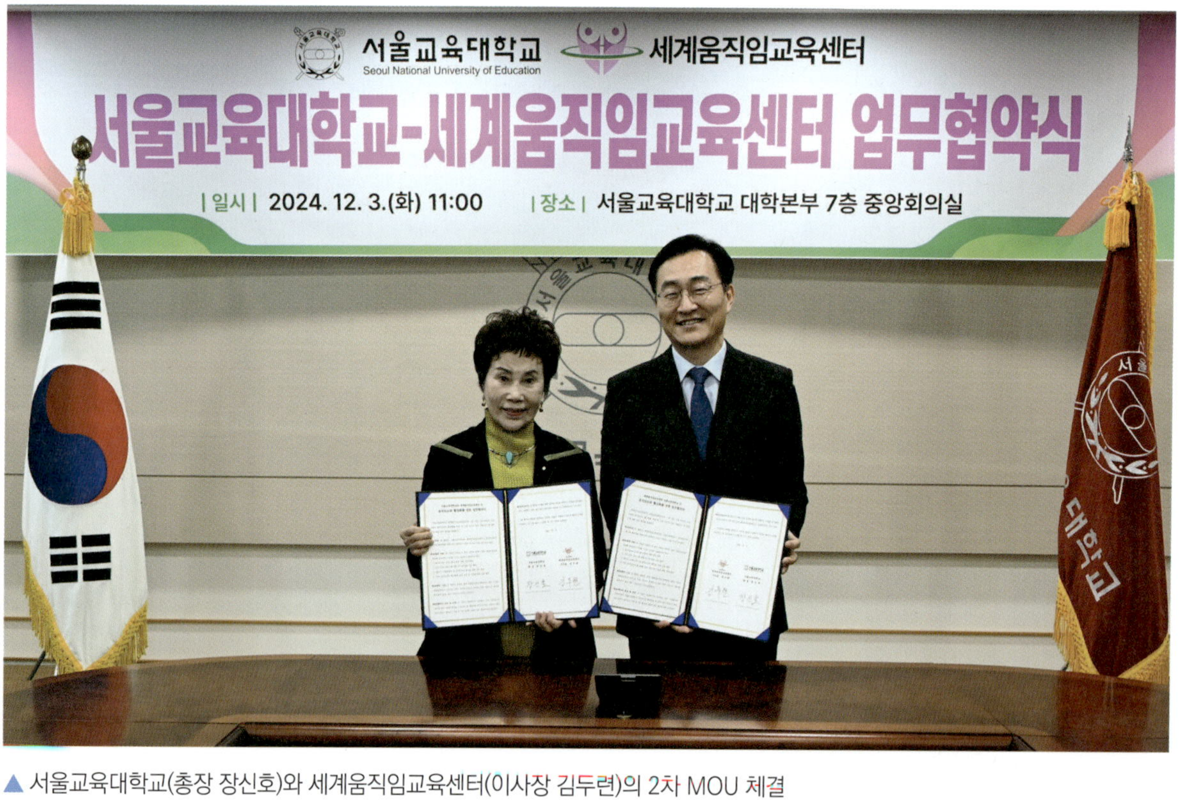

▲ 서울교육대학교(총장 장신호)와 세계움직임교육센터(이사장 김두련)의 2차 MOU 체결

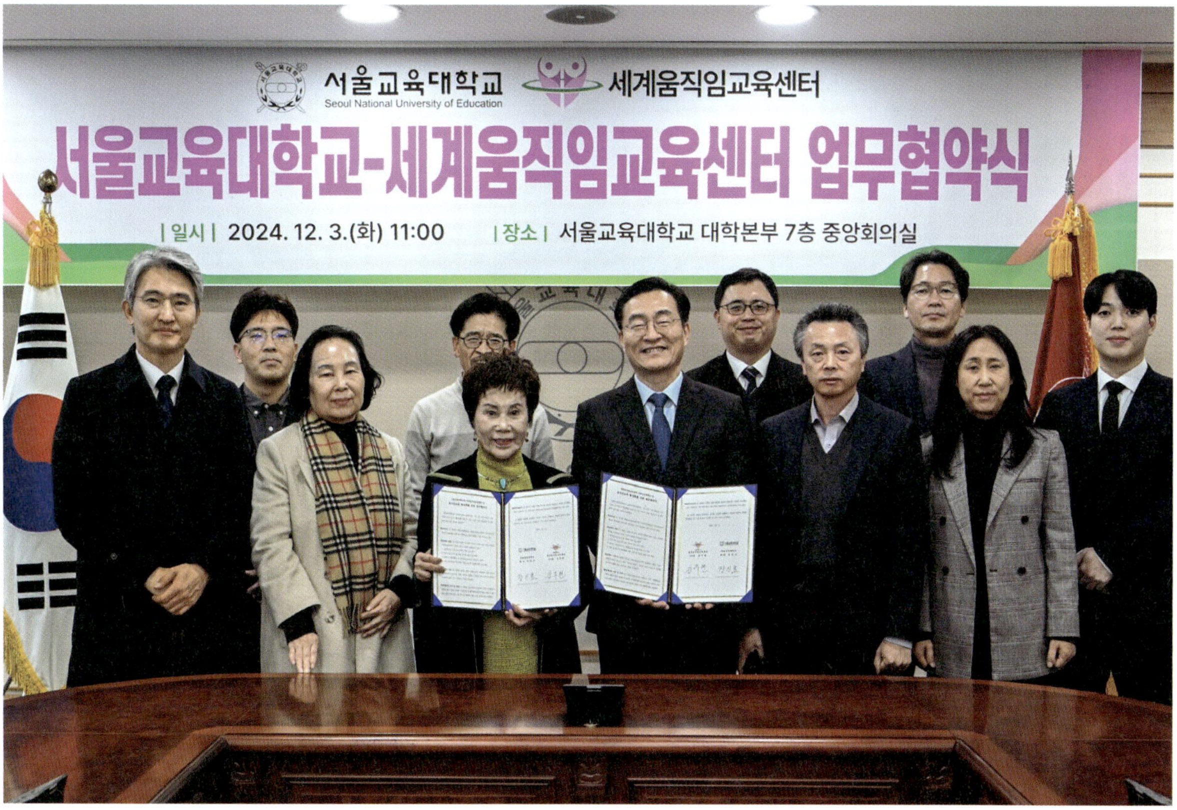

▲ 서울교육대학교와 세계움직임교육센터 내빈 사진

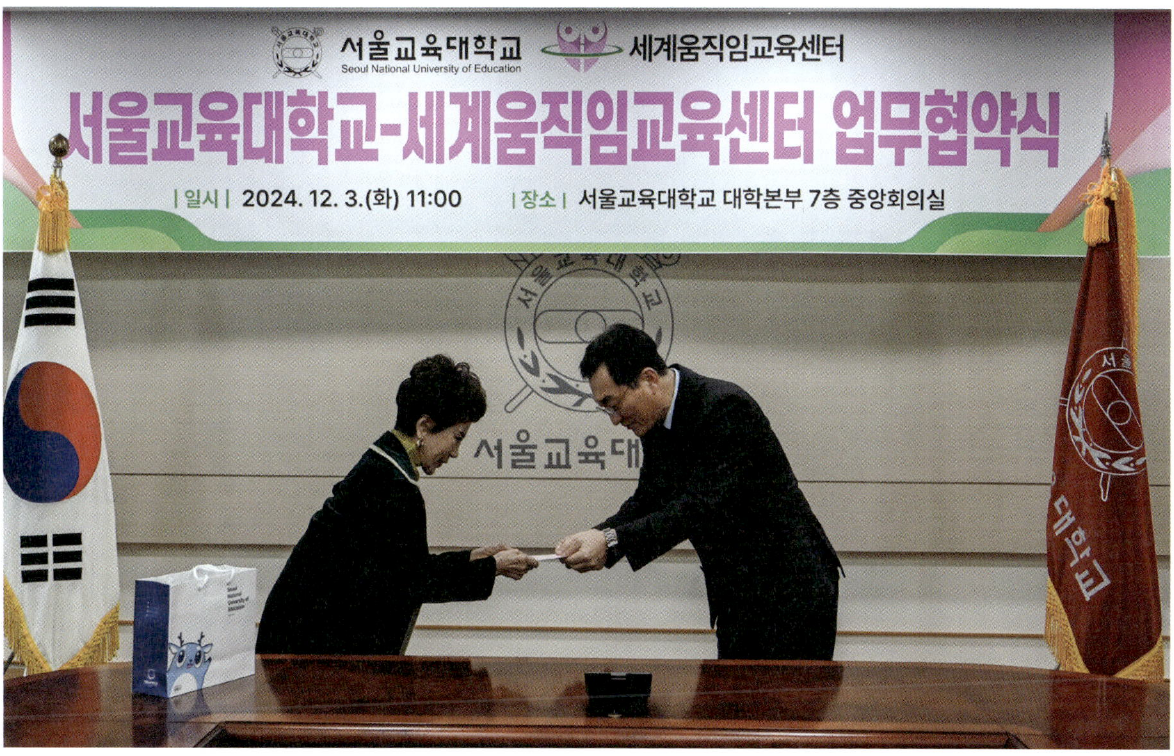

▲ 김두련 이사장의 학교발전기금 전달

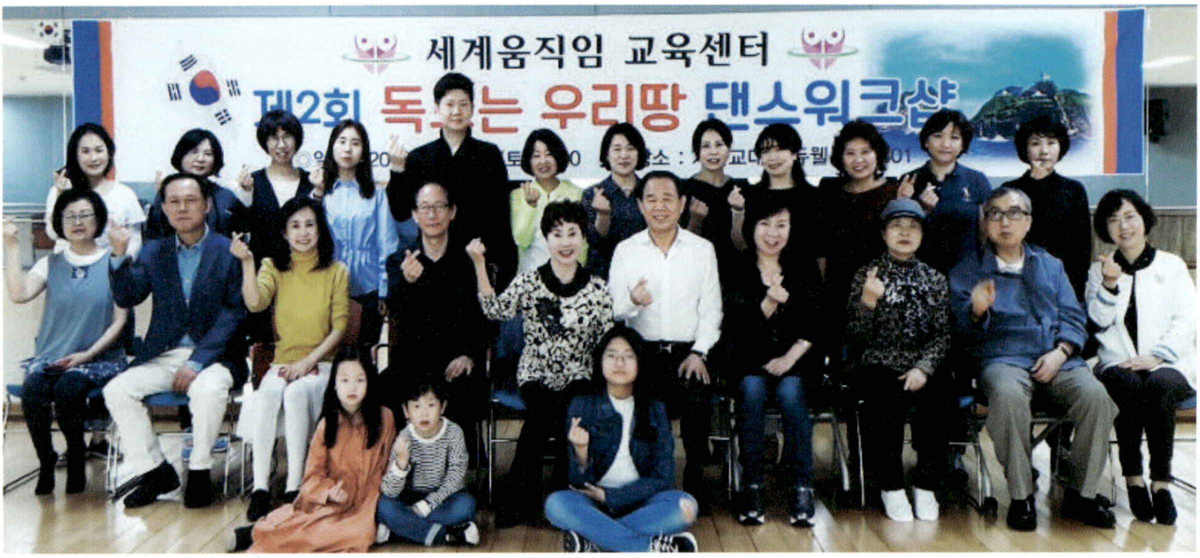

▲ 제2회 독도는 우리땅 워크샵 - 단체사진

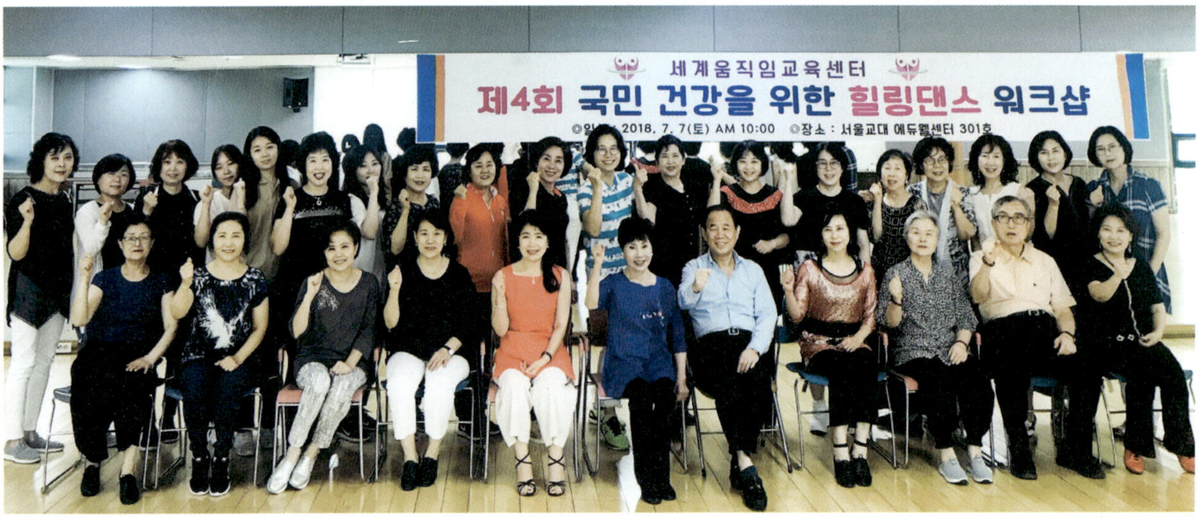

▲ 제4회 힐링댄스 워크샵 - 단체사진

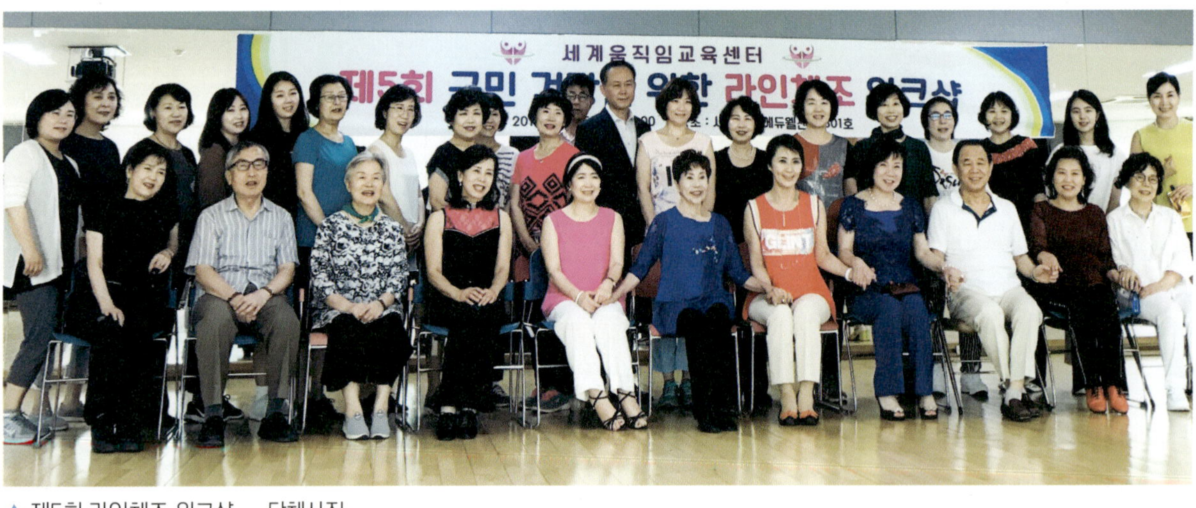

▲ 제5회 라인체조 워크샵 - 단체사진

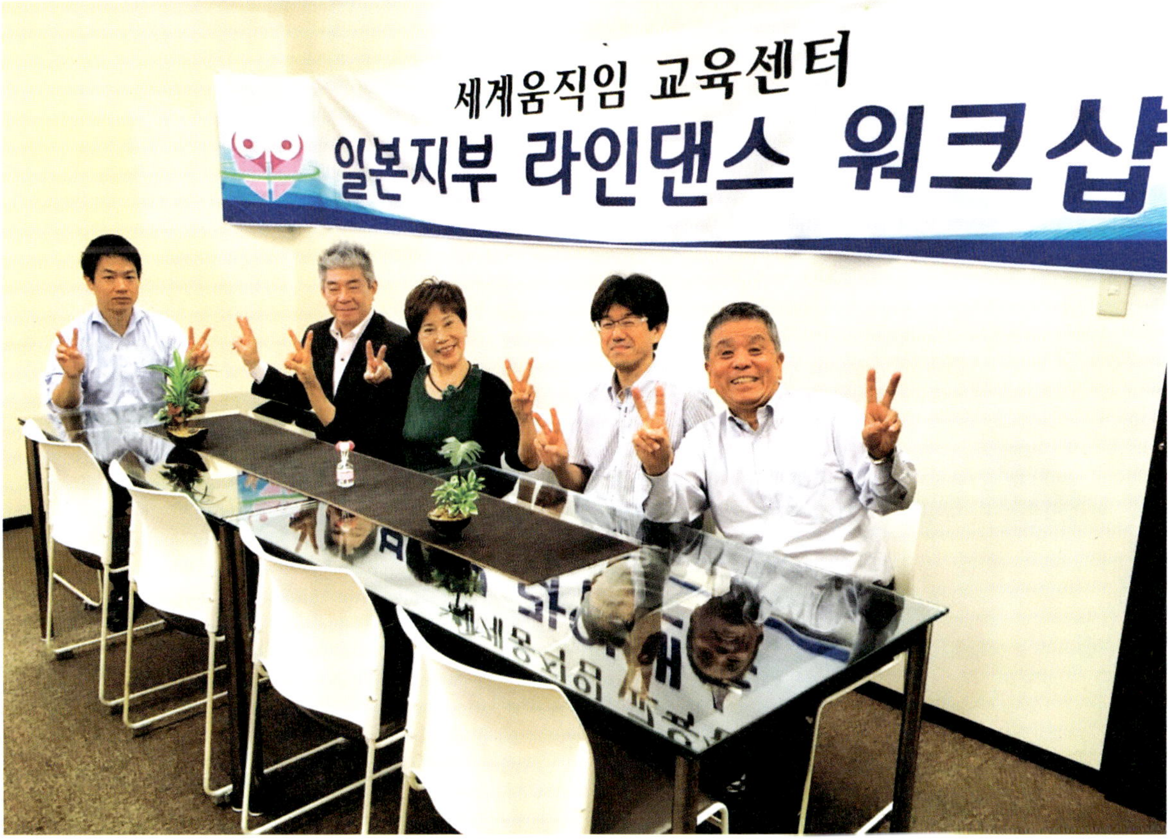

▲ 일본지부 나고야에서 김두련 이사장의 라인댄스 워크샵

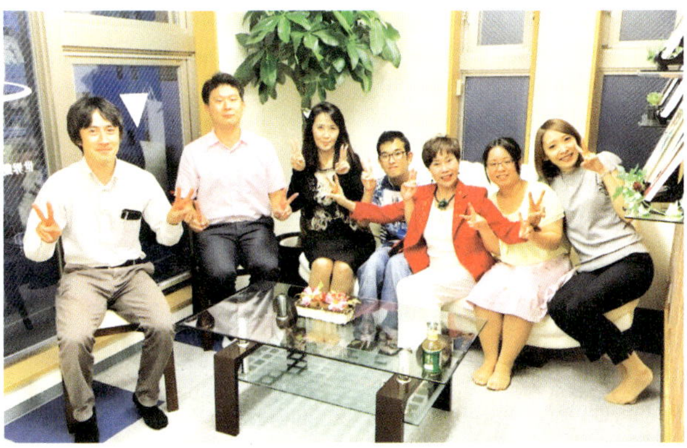

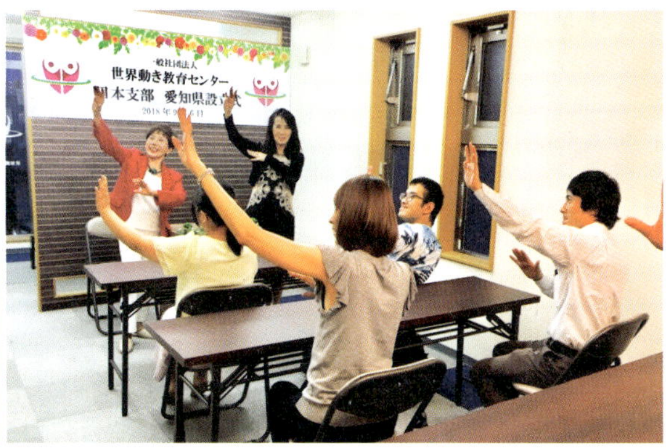

▲ 일본지부 회원들과의 만남

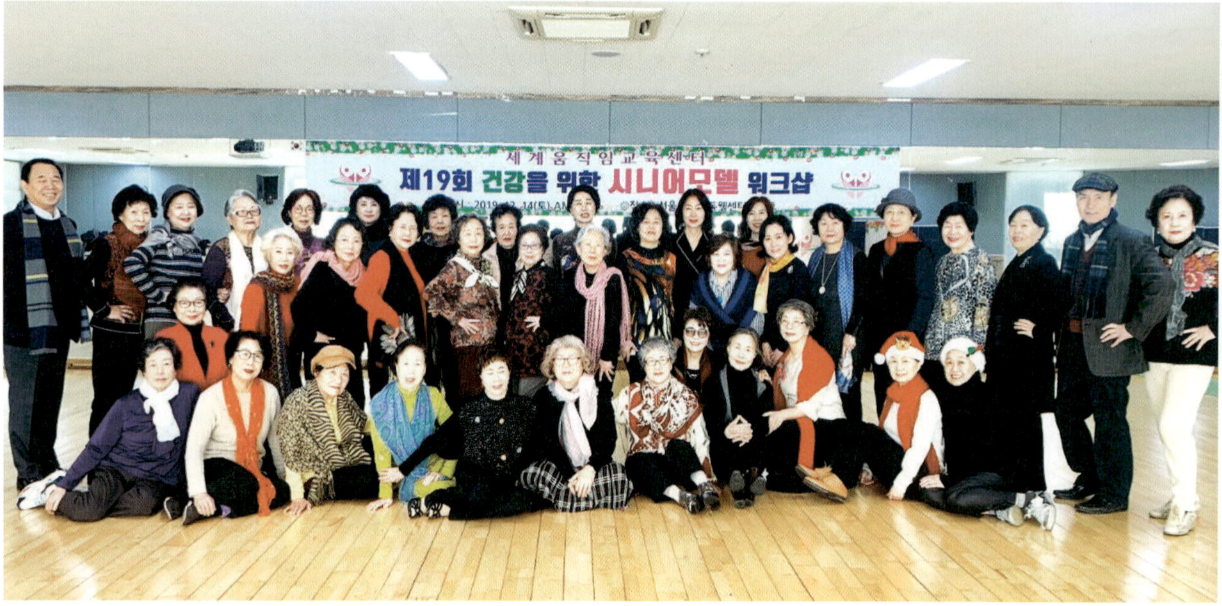

▲ 건강을 위한 시니어모델 워크샵

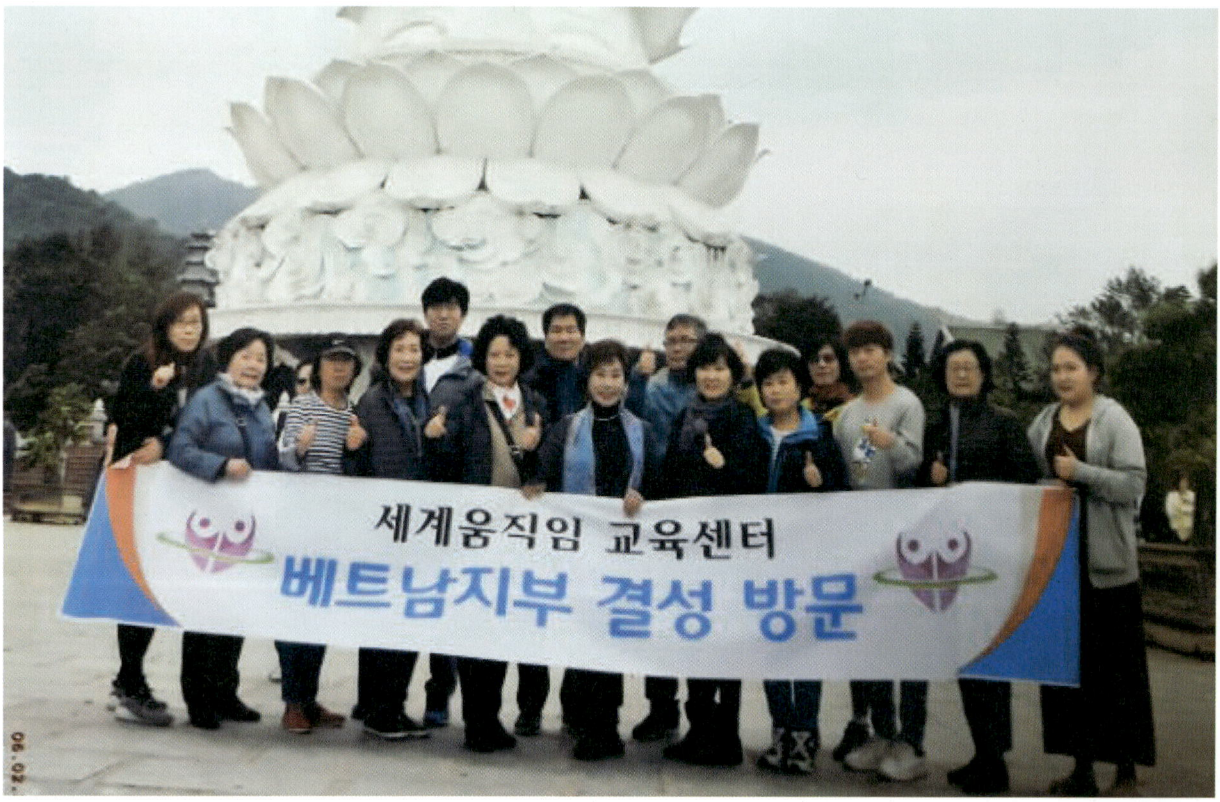

▲ 베트남지부 결성 방문

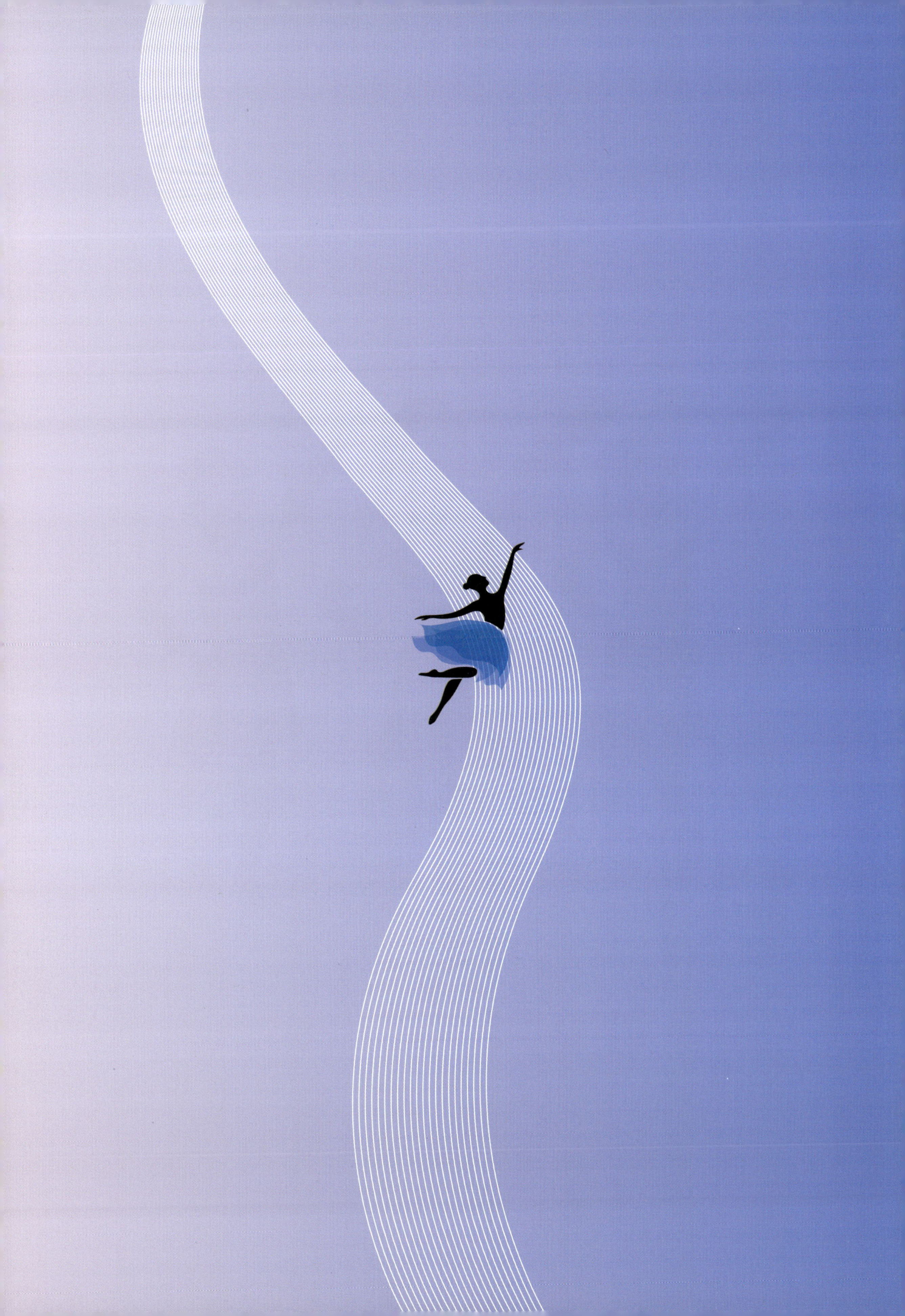

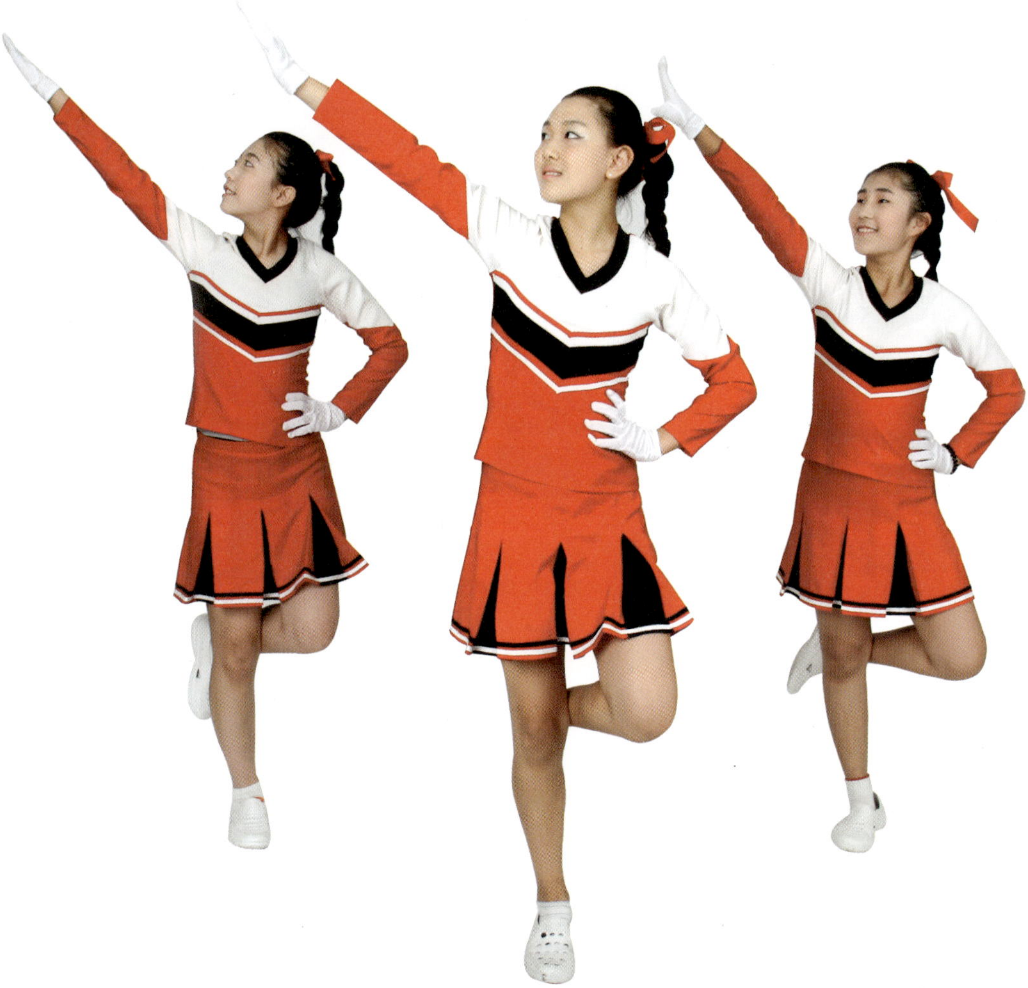

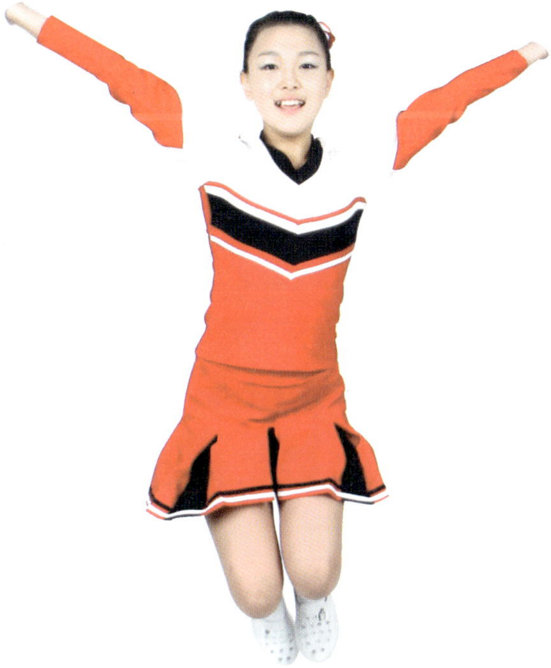

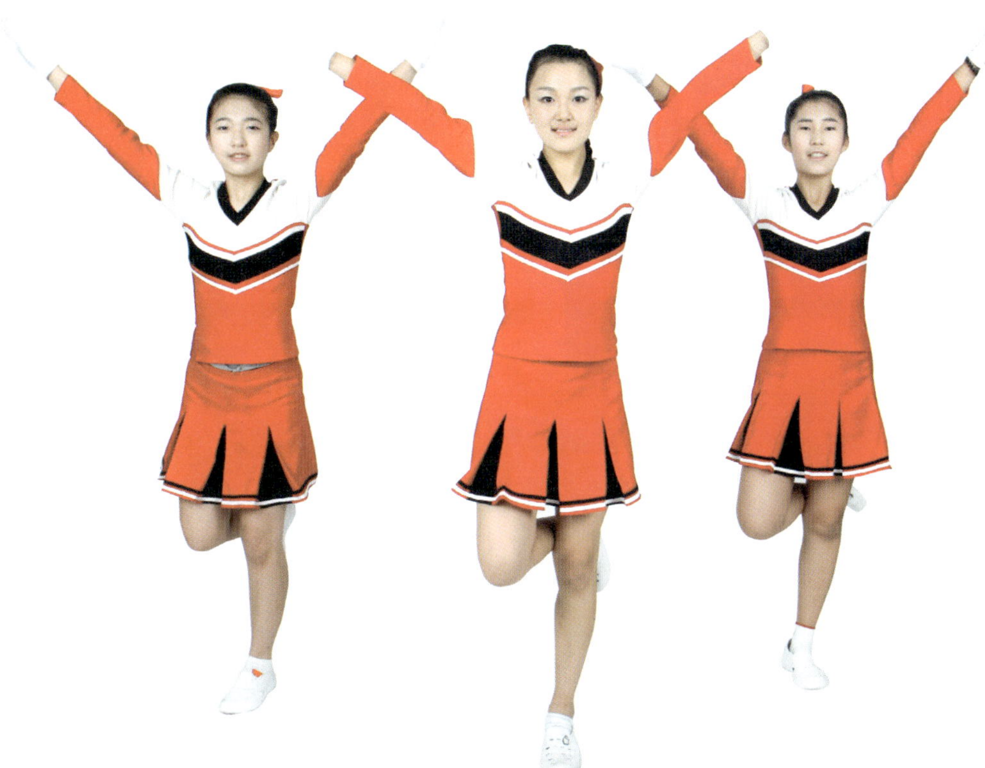

〈독도는 우리 땅〉을 한국적 춤사위로 만든 라인댄스

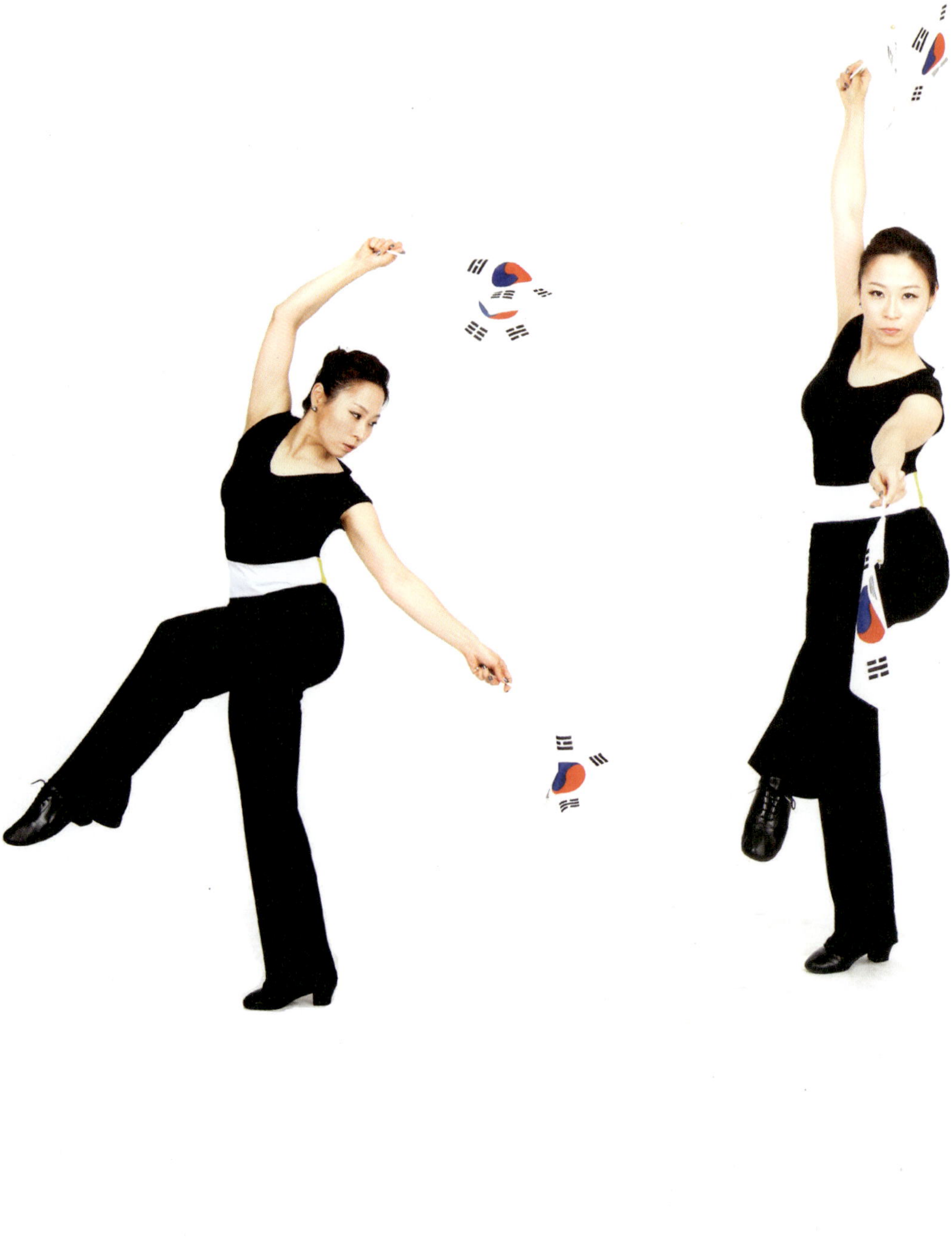

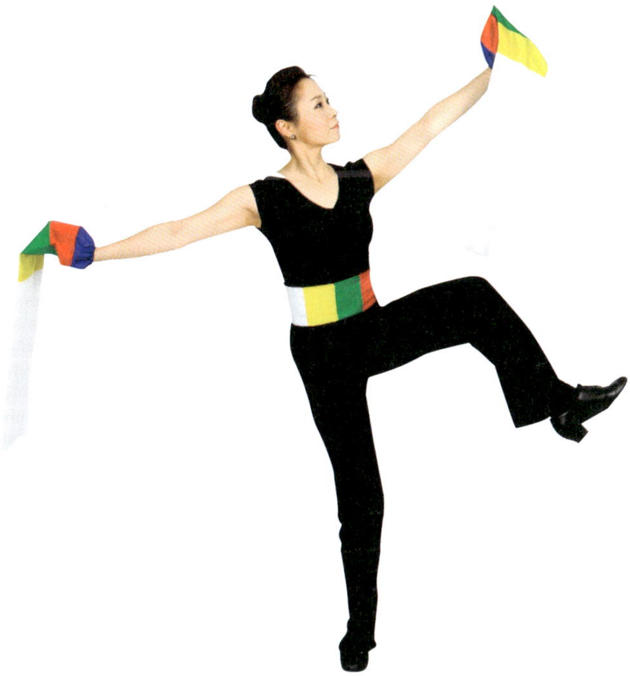

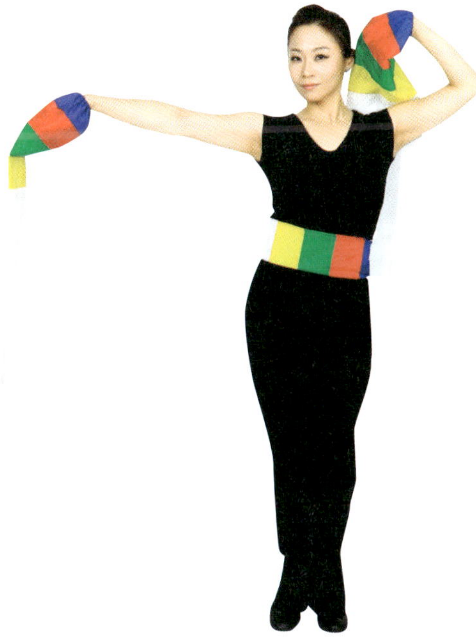

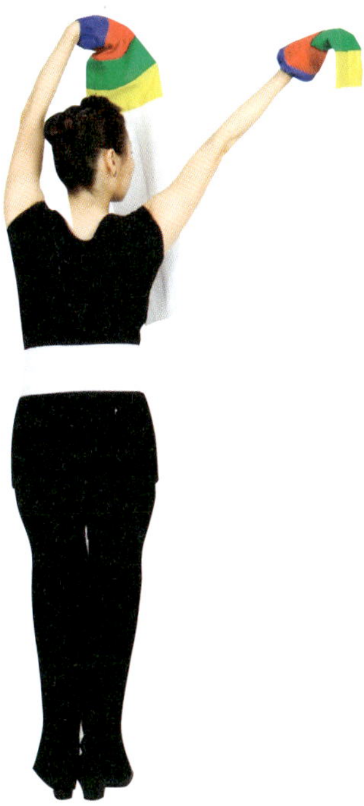

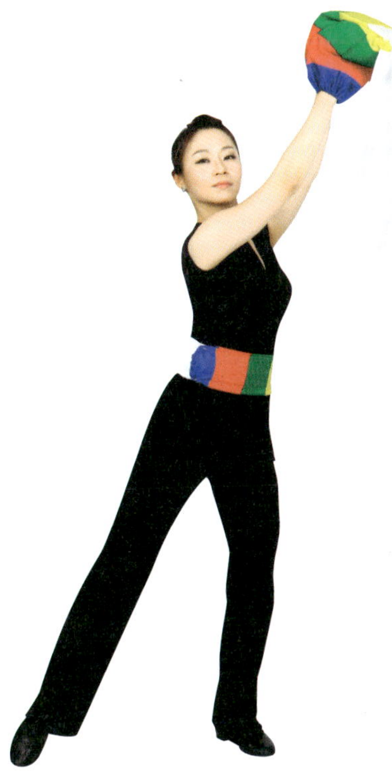

여러분, 독도는 우리 땅입니다.
오늘도, 내일도 우리 모두 한 자리에 모여
"독도는 우리 땅" 이라고 외쳐야 합니다.

정열의 삼바리듬에 맞춰 라인댄스를!

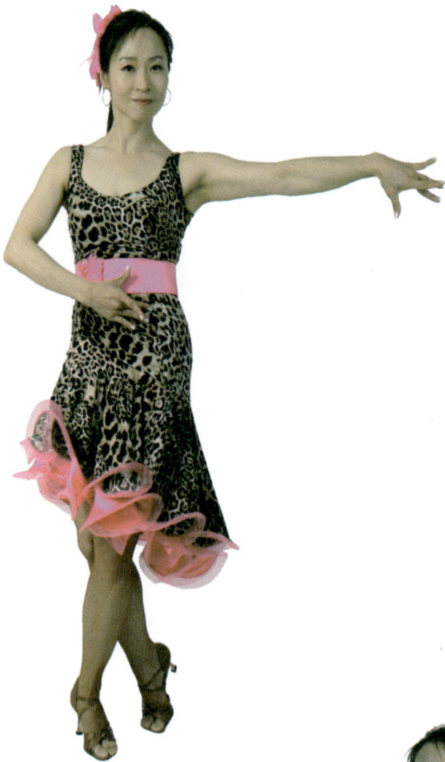

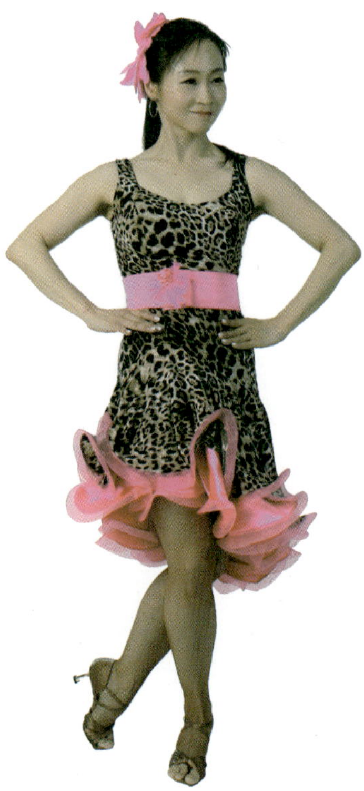

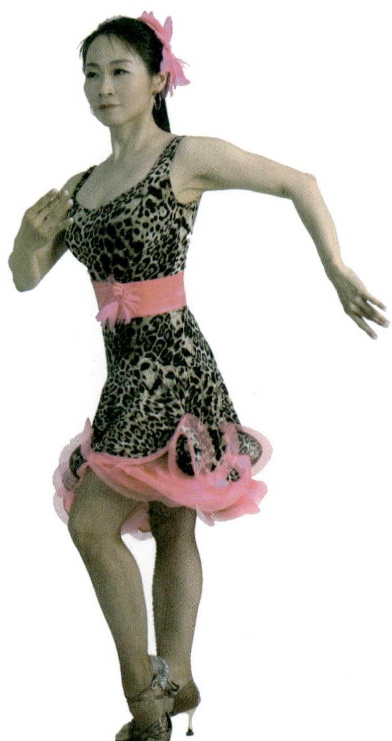

창조하는 기쁨, 도약하는 기쁨의 폴카 라인댄스

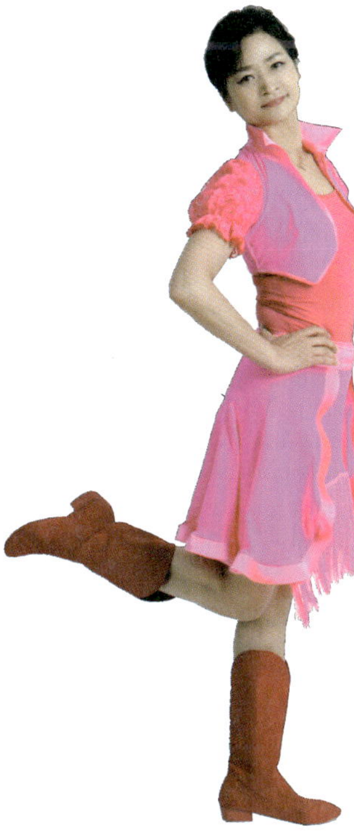

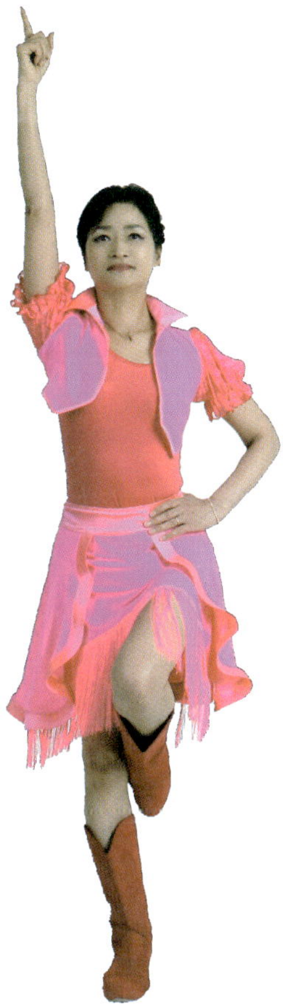

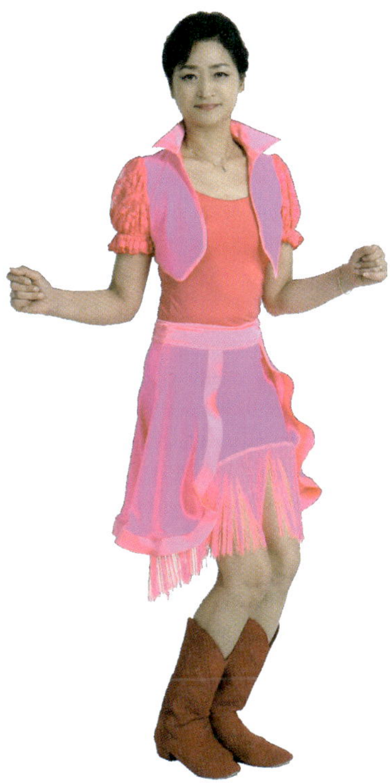

즐거운 라틴 음악에 맞춰 라인댄스를

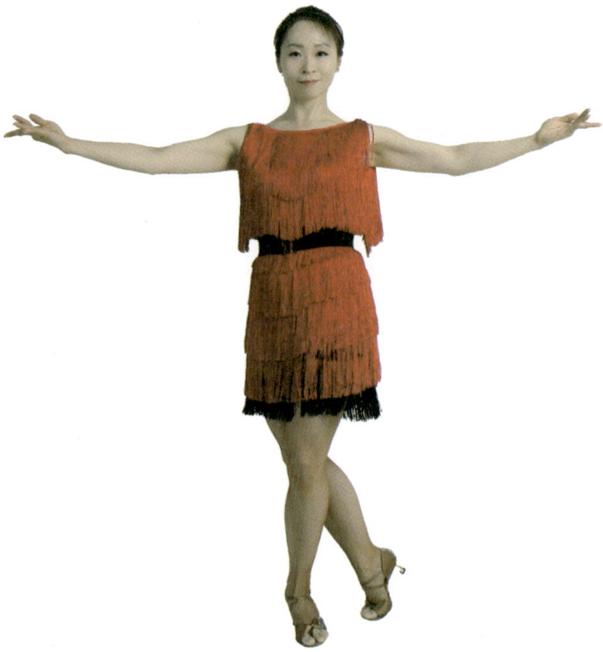

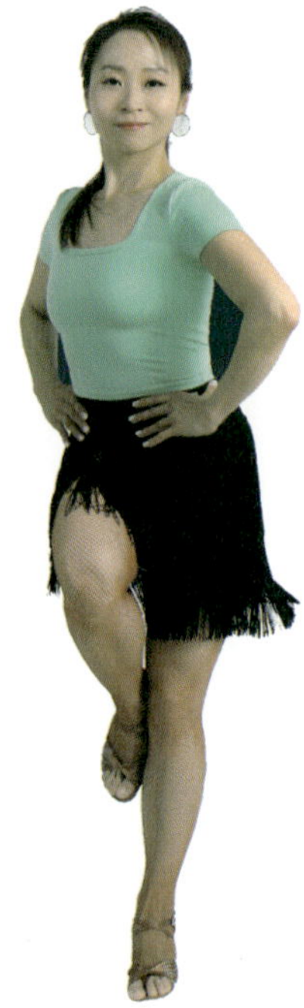

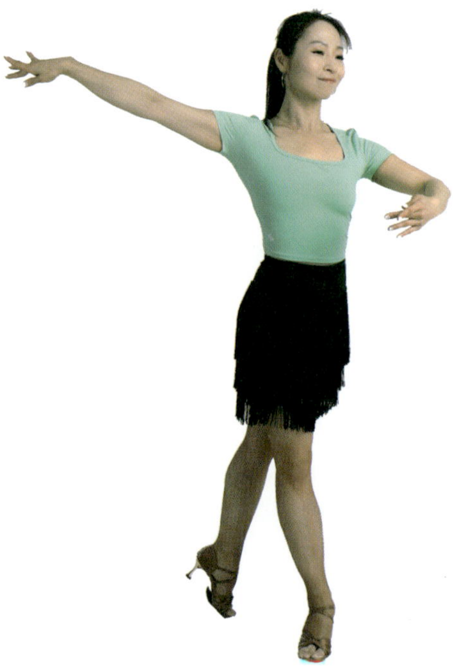

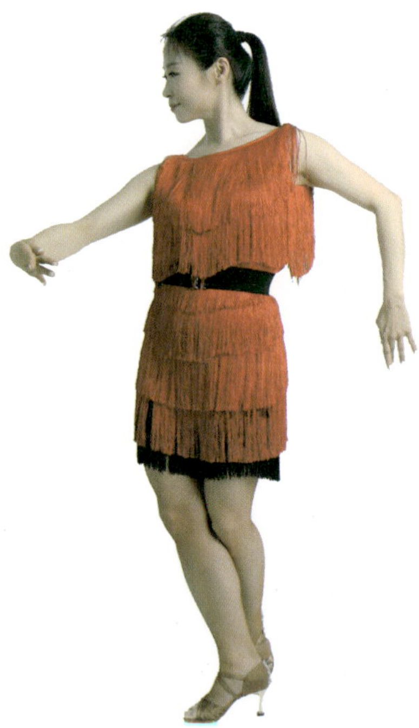

한국 춤사위의 라인댄스

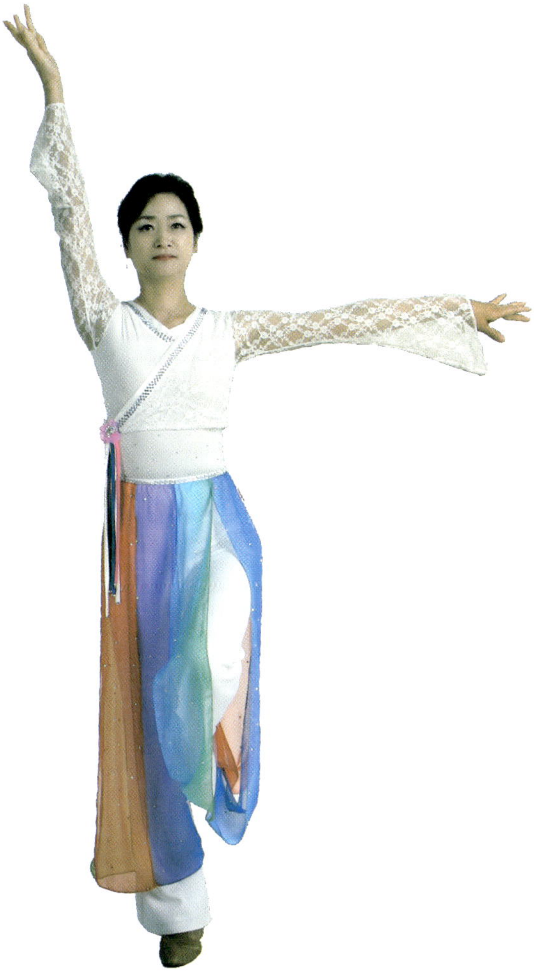

몸과 마음과 혼이 하나가 되어
한국춤사위의 라인댄스를 추어보자

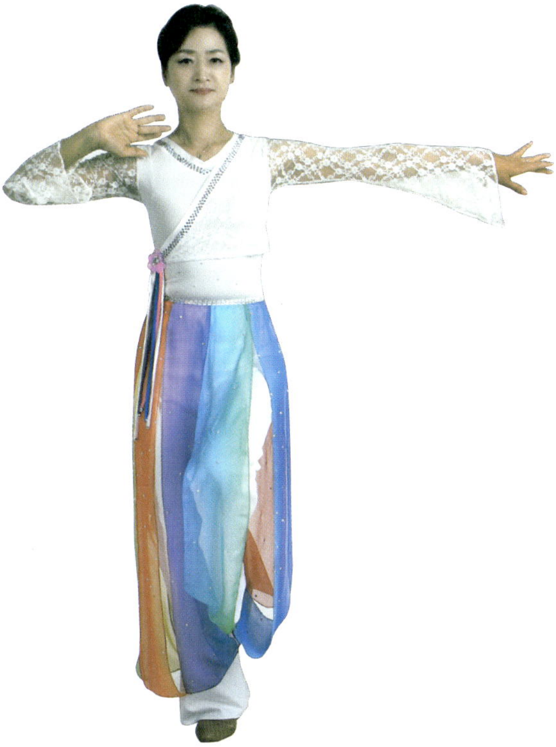

서문

미래는 창조와 감성의 시대로 세계적인 선진국들은 인재 양성에 초점을 맞추면서 꿈과 감성을 미래 사회의 키워드로 내세우고 있다. 4차 산업 혁명 시대에 인공지능 활용이 높아지면서 로봇을 비롯한 대체 인격이 생겨나면서 현대 사회는 첨단 과학과 기계 문명의 발달로 모든 것이 편리해졌다.

이러한 편리함은 운동부족, 불규칙한 생활양식을 가져오고 이로 인해 성인병 및 생활습관병이 생겨나고 있다. 고령화 시대를 맞이하여 남녀노소 누구나 건강하고 질 높은 삶을 위하여 우리는 일생 규칙적이고 재미있는 신체 활동을 꾸준히 해야 하는데 그 활동으로 라인댄스가 가장 적합하다고 본다.

라인댄스를 통하여 건강한 삶을 달성하기 위한 목표로 본서는 다양한 움직임의 라인댄스를 장르별로 개발하여 다음과 같이 만들어 내었다.

본서는 이론과 실기편으로 구성되어 있으며 이론편에는 모두 5개의 장으로 구성되어 있다. 제 1장에서는 라인댄스의 정의 및 개념을 통하여 라인댄스의 중요성을 강조하였다. 제 2장 라인댄스의 발달 과정을 통하여 시작된 배경, 라인댄스 음악과 종류 등을 살펴보았다. 제 3장은 가장 현실적인 문제로 고령화 사회에서의 라인댄스 역할, 힐링댄스로서의 필요성, 각급 학교에서 왜 라인댄스를 가르치는지에 대한 의미를 제시하였다. 제4장은 영어댄스로 국제 공용어인 영어 음악에 댄스를 접목시켜 글로벌시대 교육에 맞게끔 하였다. 제5장은 댄스스포츠를 라인댄스 형태로 만들어 혼자서도 다양한 장르의 댄스스포츠를 접할 수 있게 하였다.

Part 2는 실기편으로 1.건강을 위한 라인댄스작품, 2.영어라인댄스, 3.댄스스포츠 라인댄스, 4. 소품을 이용한 라인댄스, 5.독도는 우리땅을 라인댄스로 한국적 춤사위를 만들어 누구나 쉽게 출 수 있게 하였다. 6. 소품을 응용한 움직임의 예 사진, 7.라인댄스와 댄스스포츠 라인댄스 용어를 설명하였다.

이제 라인댄스도 미국적 내용뿐 아니라 한국적 라인댄스의 소재를 개발하여 연령에 맞는 다양한 활동을 통한 여가 활동으로 정착하기 위한 노력이 필요하다. 특히 이번에 발간한 본서는 세계움직임교육센터 편으로 제 2회 서울교육대학교 장신호 총장님과 세계움직임교육센터 MOU체결 의미로 창간한 만큼 건강을 위한 라인댄스를 통하여 모든 국민들의 건강을 증진시키고 삶의 질을 향상시키는 생활댄스의 일환이 되길 바란다.

2025년 4월

서초동에서 김두련

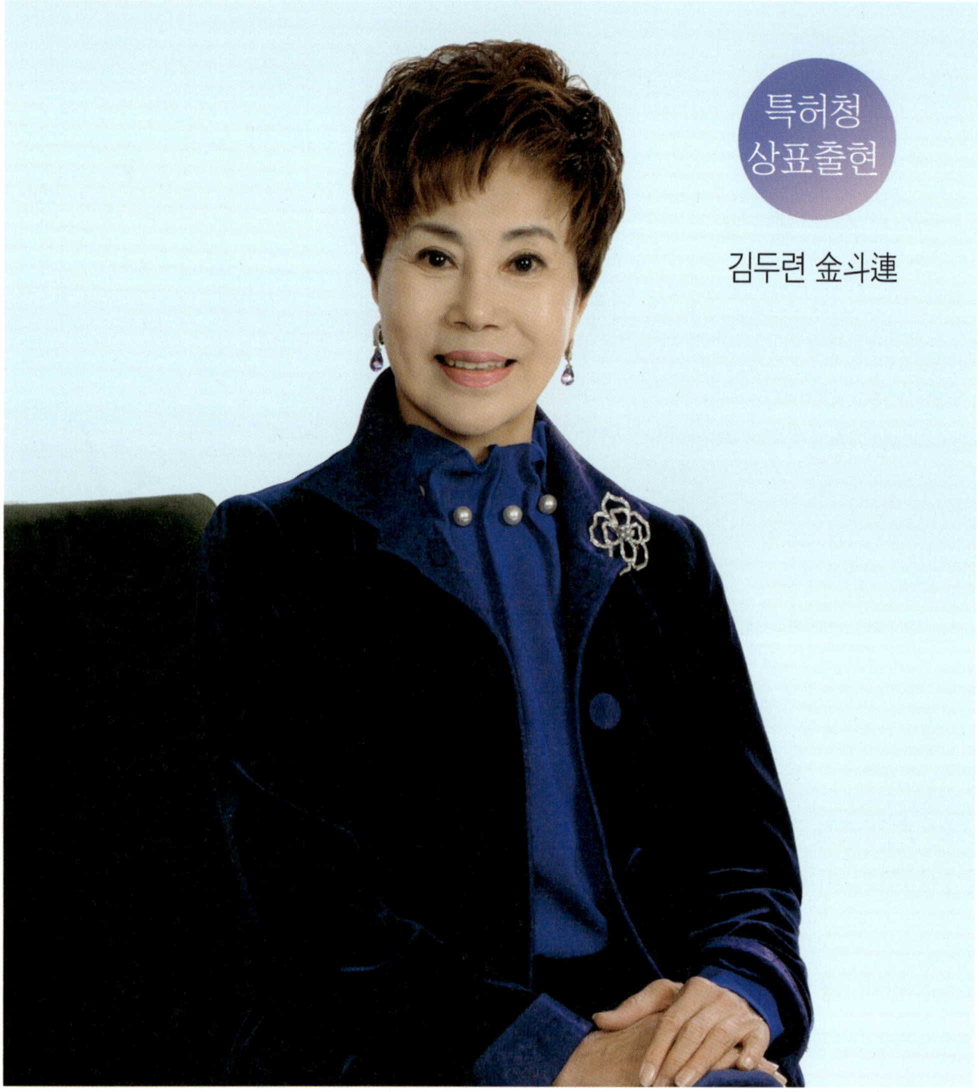

라반의 움직임 교육	상표등록 제0684593호 서비스표등록 제0136816호
라인댄스(LINE DANCE)	상표등록 제0730127호
시퀀스댄스(SEQUENCE DANCE)	상표등록 제0738575호 서비스표등록 제0167174호
스팀 브레인 댄스 (STEAM BRAIN DANCE)	상표등록 제1075963호 서비스표등록 제0307205호
움직임통합교육센터	상표등록 제1075961호 서비스표등록 제0307203호
김두련영어댄스	상표등록 제2015-96483호 서비스표등록 제2018-62048호

약력

현) 서울교육대학교 명예교수
(사) 세계움직임 교육센터 회장
한국 초등 무용학회 회장

전) (사) 한국댄스 스포츠 진흥회 회장 역임
(사) 한국 현대무용 진흥회 부이사장 역임
(사) 대한 체육회 한국 댄스스포츠 경기연맹 부회장 역임
(사) 한국 선진문화 체육 연합회(SAKA) 부총재 역임

학력

상명여자사범대학교 체육교육과 학사
이화여자대학교 대학원 무용과 석사
명지대학교 대학원 이학 박사
일본여자체육대학교 현대무용, 리듬체조 수학
동경창작무용단원 역임
제28기 이화여자대학교 최고지도자과정 수료

저서

〈중학교 체육 1, 2, 3〉, 〈댄스스포츠 용어사전〉, 〈예술을 통한 무용교육〉, 〈무용교수법〉, 〈창작의 세계〉, 〈표현무용 기본운동〉, 〈춤, 무용, 댄스〉, 〈현대인의 댄스스포츠〉, 〈교사를 위한 라인댄스〉, 〈어린이를 위한 라인댄스〉, 〈라인댄스〉, 〈플라잉요가〉 외 다수

역서

〈무용과 교육〉, 〈자세교정학〉, 〈창작무용〉, 〈리듬활동과 무용〉, 〈무용교육〉, 〈무용움직임치료〉, 〈댄스클래스〉, 〈빅터 실베스터의 댄스스포츠〉 외 다수

자격증

(사) 대한댄스스포츠 경기연맹 〈스탠다드 1급 트레이너 자격〉
(사) 대한댄스스포츠 경기연맹 〈라틴 1급 트레이너 자격〉
(사) 대한댄스스포츠 경기연맹 2급 심판위원
전국국공립평생교육원 댄스스포츠 심판위원
(사) 대한체육회 제12기 클린심판아카데미 교육과정 이수

- 국민체육진흥공단에 의한 〈생활라인체조〉 개발
- 댄스스포츠월드 잡지 발행인
- 제1회~제20회 국민건강을 위한 라인댄스 워크샵 실시
- (사) 세계움직임교육센터·서울교육대학교 공동주최 라인댄스 최고지도자과정 강습

CONTENTS

실기편

part 02

PART 01

이론편

chapter 1

라인댄스

1. 라인댄스란 무엇인가?

라인댄스는 파트너 없이 혼자서 한 가지 음악에 맞추어 똑같은 동작을 방향을 바꾸어 가면서 반복적으로 추는 춤이다. 이때 방향은 춤추는 장소의 사방 벽을 볼 수 있도록 진행한다. 라인댄스는 다양한 형태의 음악에 맞추어 춤출 수 있으며 편안한 분위기에서 시작하여 준비운동으로도 사용할 수 있고 신체를 활발하게 움직이는 데 도움을 준다.

특히 개인의 건강을 증진하는 중요한 역할을 하고 학생들의 체력을 향상시키는 동기가 된다. 청소년들에게는 혼자서 편안한 자세로 출 기회를 주므로 높은 단계의 성취감을 주고 사회에서 그것을 활용할 자신감을 준다.

그러므로 라인댄스는 초보자나 능숙한 자나 누구나 편안하게 즐길 수 있는 춤인 동시에 건강한 마음과 신체를 통하여 밝은 사회를 이끌어 갈 예술성을 지닌 생활체육의 한 분야이다.

2. 건강을 위한 라인댄스

우리는 일생 규칙적이고 재미있는 신체활동을 꾸준히 계속해야 건강을 유지할 수 있다. 신체활동 자체의 중요한 이유는 움직임으로서 움직임의 구조를 이해하고 움직임을 통하여 자신의 신체조절과 자아의식을 찾는다는 것이다. 이는 신체가 무엇을 할 수 있으며, 어떻게 움직여지는지 그리고 신체의 힘의 정도를 알 수 있다. 따라서 신체활동 중 라인댄스는 모두 함께 즐기는 활동으로 근본적으로 무용에 가깝고 스포츠와 맥락을 같이 한다. 라인댄스는 파트너가 없기 때문에 파트너와 함께 추는 춤으로 변형하는 데 큰 도움이 될 수 있으며 많은 운동 종목의 준비운동으로도 쓸 수 있다.

라인댄스는 신체적으로 쉬운 동작에서부터 어려운 동작에 이르기까지 적절한 수준의 운동 강도를 통해서 스스로 신체를 자각하고, 몸의 조절과 균형감 그리고 협응력을 알 수 있으며, 근육의 발달과 바른 자세, 비만이나 체력저하를 막아 줌으로써 건강한 신체를 가지게 해준다. 그리고 관절을 강화시켜 골다공증과 퇴행성관절염 예방에 도움을 주어 노인들에게도 적합한 운동이다. 정서적 발달 인간의 본능인 자기표현을 통해서 욕구를 충족시키고, 자신의 생각이나 감정 등을 정리하고 표현함으로써 성취감과 동시에 자신감을 가질 수 있다. 그리고 단체 활동을 통해 배려하는 마음과 상대에 대한 믿음을 배우며, 또한 소외감이나 우울증, 조울증 등을 예방할 수 있다. 더불어 현대의 사회문제인 스트레스와 긴장을 풀어줌으로써 삶의 질을 극대화할 수 있는 역할을 한다. 인지적 발달로는 움직임을 통해서 신체 관찰력을 키우고 음악적 이해를 높일 수 있으며, 춤에 대한 지식과 정보를 습득함으로 문화를 이해할 수 있는 능력을 얻을 수 있다. 그리고 라인댄스의 학습을 통하여 다른 신체활동의 발달도 향상시킨다.

사회적 발달로 여러 사람이 함께 어울려 하는 단체 활동으로 협동심과 인내력을 키우며 신체적 접촉을 통해 빠른 기간 내에 서로 친숙해진다. 특히 다양한 움직임을 접해 봄으로써 문화의 다양성과 그에 대한 가치를 발견할 수 있으며, 타인에 대한 이해심과 분별력을 향상시킨다. 학생들에게는 라인댄스를 통해 다양한 움직임을 제시하므로 자신감을 높여주고, 성취감을 느끼면서 인생을 풍요롭게 살아갈 수 있는 방법을 터득하는데 도움을 준다. 상상력과 창의력을 가지고 새로운 라인댄스를 창작하는 과정에서 의사 결정 능력을 향상 시킬 수 있다.

라인댄스는 모두 함께 즐기는 활동으로 근복적으로 오락에 가깝고 궁극적으로 스포츠와 맥락을 같이한다. 모든 연령에 구애 없이 개인의 특성을 살릴 수 있고 청소년과 같이 신체기술과 체력을 익히려는 학생들에게 중요한 역할을 한다.

라인댄스는 어린아이에서 노인에 이르기까지 남녀노소 누구나 쉽게 따라 할 수있고 이러한 라인댄스는 신체적, 정서적, 인지적, 사회적 발달을 가질 수 있다.

chapter 2

라인댄스의 역사

1. 라인댄스의 발전사

라인댄스의 발생은 몇 가지 견해로 알려지고 있는데 그중 컨트리 음악의 발달과 더불어 발전한 컨트리 웨스턴 댄스(Country & Western Dance)는 미국의 서부개척시대에 여러 명의 남성들이 줄을 맞춰 같은 동작의 춤을 추며 4방향으로 방향을 전환하며 추던 춤으로 지금의 라인댄스의 기원이라 할 수 있다. 이러한 라인댄스는 호주로 건너가 정형화되고 부흥되다가 다시 미국으로 넘어와 노인들의 건강을 위한 댄스로 자리잡음으로써 전 세계에 전파되기 시작하였다.

1980년대 중반에 형식적인 틀을 가졌던 컨트리 음악이 여러 가지 특성들을 수용한 형태로 바뀌기 시작하여, 부드러운 록과 우울한 기분을 느끼게 하는 발라드가 영향을 주었고, 모자, 부츠, 허리 버클의 카우보이 이미지는 사라져가고, 음악 비디오를 통한 새로운 컨트리 음악의 이미지가 만들어졌다.

컨트리 웨스턴 댄스(Country & Western Dance)에서 시작된 라인댄스는 1970년대의 '토요일 밤의 열기'로 붐을 일으키면서 디스코 형태의 새로운 라인댄스의 인기가 시작되었다. 그러므로 아메리칸 컨트리 댄스의 전통적인 동작들은 잊혀지지 않았으나,

일부 동작들은 새로운 형태로 수용되기도 하였다.

라인댄스가 1980년대와 1990년대를 거치면서 디스코, 록, 발라드 등 다양한 장르의 등장과 2000년대 춤의 주된 팝 음악의 인기로 변화의 장을 맞이하면서 모든 연령층의 사람들을 위한 춤 형식에 관심을 새로이 하게 되었다.

2. 라인댄스의 종류와 음악

다양한 장르를 포함하고 있는 라인댄스는 전통적인 민속춤을 바탕으로 시작하여 꾸준히 발전해 왔으며 흘러가는 유행 댄스가 아님을 알 수 있다. 이렇듯 라인댄스는 전 세계적으로 사랑받으며 모든 연령에 따라 또는 운동 수준에 따라 다양한 단계별 댄스를 제공해 준다. 특히 노인들을 위한 생활무용의 하나로 세계의 고령화 사회에 발맞추어 활발히 보급되고 있는 추세이다.

수요의 증가는 곧 지도자 양성과 같이 전문 분야를 확대하여야 하므로 다양한 강습회나 대회를 개최함으로써 새로운 개발과 발전을 동시에 가져오고 있다.

미국이나 영국에서는 세계적인 대회와 축제를 열어 라인댄스를 보급하며, 아시아에서도 일본을 비롯하여 홍콩, 말레이시아 등 각국에 협회를 중심으로 활발한 활동을 펼쳐 나가고 있다.

또한 우리나라에서는 재미교포 김옥규 씨가 한국현대무용진흥회에서 강습회를 개최하면서 활발한 보급이 시작되었고, 지금은 대학과 문화센터, 체육관 등에서 다양한 장르의 라인댄스가 생활무용의 하나로 보급되고 있다.

현재 라인댄스에서 가장 많이 사용되는 댄스의 종류는 다음과 같다.

Cha Cha, C&W Dance, Two - Step, Swing(East Coast Swing & West Coast Swing), Waltz, Jitterbug, Samba, Polka, Ten Step, Foxtrot, Hustle, Mambo, Rumba, Schottische, Shuffle & Tango

이 외에도 Jazz Dance, Hip - Hop Dane, Black Bottom, Paso Doble, Bolero,

Peabody, Charleston, Quick Step, Cumbia, Turkey Trot, Jive, Salsa, Lambada, Shag, Lindy Hop, Merengue, Viennese Waltz, Maxine 등이 라인댄스에 응용되고 있다.

그리고 최근에는 장르에 구분 없이 다양한 음악을 바탕으로 다양한 동작과 특성을 살린 라인댄스가 연령과 기호에 따라 추어지고 있다.

chapter 3

현대사회와 라인댄스의 필요성

1. 고령화 사회로서의 라인댄스

21세기에 접어들어 가장 주목을 끄는 변화 중의 하나는 인구의 고령화라고 할 수 있다. 우리나라도 경제성장에 따른 급격한 생활 수준의 향상, 생활환경의 개선, 과학과 지식 및 보건 의료기술의 발달, 낮은 출산율로 인한 인구의 고령화가 세계에서 유래를 찾아볼 수 없을만큼 급속히 진전되고 있다. 통계청에 따르면 현재 우리나라는 노인인구가 크게 늘어나 65세이상 노령인구 비율이 1990년에 5.1% 200년에는 7.2% 급격히 증가하면서 2018년에는 14.3% 2026년에는 20.8%로 각각 고령화 사회와 초고령화사회(Super aged society)로 들어설 것으로 전망된다. 이러한 노년인구의 급격한 증가는 노인들 경제문제, 건강문제, 사회문제, 심리문제 등의 많은 갈등과 어려움을 가져오고 있는데 특히 건강문제는 노인 자신은 물론 부양하고 있는 가족의 삶의 질 마저도 저하되며 이에 수반되는 과도한 의료비 지출은 국민경제에 많은 영향을 주고 있다. 최근 노인들은 장수보다는 오히려 활기차고 가치있는 삶을 추구하고 있다.

건강하고 질 높은 삶을 위해서는 신체활동이 반드시 필요하며 노인들은신체활동을 통해 건강한 신체기능을 유지하고, 운동 부족에서 오는 질환이나 성인병 예방뿐 일상의 생활 수행 능력을 높이며 스트레스 해소 및 사회성 발달 등 긍정적 결과를 얻을 수 있다. 또한 노후의 건강을 위해 운동을 규칙적으로 하는 노인들은 그 몰입의 정도와 상관없이 운동을 통해 궁극적으로 질을 향상시키고 국민들의 건강을 증진시키는 생활체육의 일환으로 그 효과가 크다고 본다. 라인댄스는 걷기를 중심으로 한 유산소 운동으로 운동 초보자는 물론, 누구나 쉽게 ᄄᆞ라 할 수 있으며, 방향을 바꾸어 가면서 같은 동작을 반복하므로 균형성과 방향 감각을 키우는데 도움을 주고 노인의 치매를 예방하는데 효과적이기도 하다.

정서적인 면에서는 인간의 본능인 자기 표현을 통해서 욕구를 충족시키고 자신의 생각이나 감정들을 정리하고 표현함으로써 성취감과 동시에 자신감을 가질 수 있다. 그리고 단체활동을 통해 배려하는 마음과 상대에 대한 믿음을 배우며 또한 소외감이나 우울증, 조울증 등을 예방할 수 있으며, 현대의 사회문제인 스트레스와 긴장을 풀어줌으로써 삶의 질을 극대화 할 수 있는 역할을 한다. 라인댄스는 건강하고 질 높은 삶을 위하여 가장 필요한 운동이며 노인들의 건강 문제는 물론 운동 부족으로 오는 질환 및 성인병 예방 뿐아니라 모든 국민 건강 체육의 일환으로 활용될 수 있다.

2. 힐링 댄스로서의 라인댄스

오늘날 가장 힘을 얻고 있는 키워드는 "힐링"이다. 치료의 의미인 힐링(healing)과 춤(dance)의 복합어인 이 새로운 단어는 몸과 마음이 지치고 병들어 있는 현대인들에게 꼭 필요한 건강한 삶으로의 회복,회귀 과정이다. 인류가 언제부터 춤을 추게 되었는지 정확하게 알기는 어렵지만, 현재 힐링댄스의 내용은 매우 다양하며 많은 활동을 통해 여러 가지 경험을 쌓을 수 있다.

춤의 다양한 형태(한국무용, 발레, 현대무용, 라인댄스, 민속무용, 댄스스포츠, 발리댄스)가 신체적, 정신적 건강에 좋은 효과를 준다는 것은 알려져 있으나 이러한 춤의 형태 중에서도 춤의 종류를 선택하고 어떻게 실행할것인지는 구체적으로 계획하여 꾸준히 실천해야만 효과를 기대할 수 있다.(대한무용학회,2010)

현대사회는 첨단 과확과 기계 문명의 발달로 인해 이러한 편리함은 운동부족으로 불규칙적인 생활양식을 가져오며 이로인해 성인병 및 생활습관병이 생겨나고 있다. 점차 가중되는 경쟁 사회의 스트레스와 개인의 행복추구 감화로 인한 욕구 충족등은 문화적인 측면에서 반드시 치유되어야 할 시점에 놓여있다.

이런 의미에서 춤을 통한 문화체험은 이같은 다양한 문제를 치유하는데 가장 효과적이고 가치있는 접근이라 할 수 있다. 라인댄스를 행하게 될 때 어떤 기능이 나타날까? 그것은 즐거움, 건강, 친목교류, 복지기능이 수행된다고 할 수 있다. 사람들은 스트레스 해소를 강조하지만 실제로는 즐거운 시간을 가지려는 욕심이 더 크다. 라인댄스를 통해 건강을 얻고, 신체적인 발달이 주목적이 아니라 즐거움에 따른 부산물로 건강을 얻는 것이 좋은 방법이다.

남.녀.노.소 모든 세대가 참여하는 라인댄스는 건강한 생활을 통한 생활체육적 접근, 개인 문화적 욕구 충족은 물론 각 세대간의 소통을 기할 수 있는 다양한 효과를 기대할 수 있다.

인간 본능인 자기표현을 통해 욕구를 충족시키므로 자신의 생각이나 감정등을 정리하고, 표현함으로써 성취감과 동시에 사회의 일원으로 자신감을 갖게 될 것이다. 라인댄스는 파트너 없이 혼자서 한가지 음악에 맞추어 똑같은 동작으로 방향을 바꿔가면서 반복적으로 추는 춤이다, 여러명이 라인을 이루어 정해진 루틴에 따라 추게 됨으로 어린이부터 성인에 이르기 까지 손쉽게 따라 할 수 있고 이러한 라인 댄스를 통해 신체적, 정신적, 사회적 발달을 가질 수 이다.(김두련,2011)

현대 사회는 다양한 형태의 힐링댄스가 있지만 최근 세계적으로 대중화 하고 있는 라인댄스는 기존의 획일화된 댄스로 탈피하여 새롭게 안무하여 소개함으로 개개인의 신체에 보다 적합하고 효과적인 운동이 될 수 있다. 건강하고 질 높은 삶의 질을 극대화할 수 있는 라인댄스는 좋은 힐링댄스가 될 수 있다.

3. 각급학교에서의 라인댄스
(각급학교에서 왜 라인댄스를 가르치는가?)

라인댄스는 모든 연령에 구애 없이 개인의 특성을 살릴 수 있고 청소년과 같이 신체기술과 체력을 익히려는 학생들에게 중요한 역할을 할 수 있다. 이처럼 라인댄스는 남녀노소가 즐길 수 있는 새로운 영역의 무용 수업을 만들 수 있는 댄스 장르로, 교사와 학생이 함께 만들어 간다는 사실을 깨닫게 해주는 것이 중요하다.

그러나 무용이나 체육 수업의 경험이 없는 사람에게 그 수업을 하라고 했을 때 체육이나 무용 수업을 가르쳐 본 경험이 없는 것을 염려하는 것과 같이 많은 교사들은 라인댄스에 대한 경험이 없기에 다음과 같은 질문을 자신에게 하게 된다. '라인댄스에 대한 경험이 없는데 어떻게 수업할 수 있을까, 한다면 어떻게 시작해야 하나, 라인댄스가 갖는 어려움은 무엇이며, 창의적인 움직임은 어떻게 만들 것인가.' 등. 그러므로 학생들에게 적절한 활동을 설정하는 데 필요한 사항은 교사의 경험에 달려 있다고 본다.

라인댄스는 학생들에게 움직임에 대한 다양한 가능성을 배울 수 있고 다양한 영역의 경험을 제공해 주기 때문에 체육이나 무용 프로그램을 위해서 꼭 포함되어야 할 중요한 영역이다. 그런 의미에서 라인댄스는 무용이나 체육을 가르치기 위해 첫발을 내딛는 교사에게 재미있고 편안하게 접근할 수 있는 수업으로 라인댄스의 경험이 많아지면 학생들에게 자신만의 라인댄스 동작을 만들어 볼 수 있도록 격려해 준다.

학생들에게 라인댄스를 가르치는 의미는 다음과 같다.

① 라인댄스를 통해 다양한 움직임을 제시하므로 학생들에게 자신감을 높여주고 성취감을 느끼면서 인생을 풍요롭게 살아갈 수 있는 방법을 터득하는 데 도움을 준다.
② 상상력과 창의력을 가지고 새로운 라인댄스를 창작하는 과정에서 의사 결정 능력을 향상시킬 수 있다.
③ 다양한 움직임 방법에 대한 지식을 신장시켜 준다.
④ 학생들 모두 함께 창작할 수 있는 경험을 제공해 준다.
⑤ 다양한 장르의 음악을 통해 움직임으로 리듬감을 향상시킨다.
⑥ 자기표현의 욕구가 강한 청소년 시기에 신체활동을 통해 스트레스를 해소시켜 주고 정신 건강에 긍정적인 영향을 미친다.
⑦ 움직임 과제에 대해 표현하는 새로운 방법을 찾게 해준다.

⑧ 미국 사회 구조와 문화에 대해 인식하게 된다.

⑨ 운동량이 많으므로 근력, 조정력, 평형성 등 신체 능력을 길러주며 줄을 맞춰 움직임으로 협동성, 사회성을 길러주므로 건강한 생활 태도를 갖게 해준다.

chapter 4

영어댄스

1. 영어댄스의 개념

언어는 그것을 사용하는 사람을 기준으로 모국어와 외국어로 나눌 수 있는데 자신이 소속된 국가의 언어를 모국어라 부르고 그 외의 다른 나라 언어를 외국어라 부른다. 그리고 외국어를 습득한다고 하는 것은 이미 습득한 모국어 능력 외에 새로운 또 하나의 언어를 습득하는 것을 의미한다.

일반적으로 언어는 이제 막 신체적인 발달을 이루고 있는 유아기부터 습득할 수 있는 가장 기본적인 대상이기 때문에 이 시기에 두 언어를 동시에 접하는 경우 서로 간섭하는 경향에 의한 문제점과 그 밖의 문화의 충돌이라는 문제 등을 이유로 반대의 목소리가 높았고 지금도 해결점을 찾기 어려운 상황에 직면하고 있다.

그런 의미에서 오늘날 우리는 국제화 시대에 살고 있다. 국제화 식대의 의사소통을 위한 언어능력의 습득은 필수적이다. 국가 간의 개방, 교류는 여러 분야에 확대되고 있으며 그 속도도 우리의 인식 정도를 뛰어넘고 있다. WTO 및 OECD 가입 등으로 국제관계가 더욱 긴밀해지고 국제교류가 빈번해짐에 따라 외국어교육 특히 영어교육의 중요성과 관심이 높아지고 있으며 전과 다른 관심과 노력을 기울이고 있다. 과학문명의 발달로 인한 빈번한 국제교류는 외국어교육의 효율적 성취를 요구하고 있음, 세계 정보의 85%가 영어로 되어 있다고 한다(이선희, 1997). 이러한 상황에서 영어는 단순한 외국어로서의 기능을 넘어 국제간 상호 의사소통의 가장 중요한 수단으로 인식되고 있다.

영어교육에 대한 필요성이 강조되기 시작한 해방 이후부터 우리나라에서는 공고육뿐만 아니라 사교육 영역에서 다양한 영어교육 프로그램이 개발되어 왔다. 그러나 대다수는 실용적인 표현에 그치지 못하고, 단지 영어단어와 표현만을 암기하는 수준에 그쳐 2000년대를 전후로 하여 외국인 강사를 중심으로 한 원어민 영어교육이 각광을 받기 시작하였다. 과열된 영어교육의 결과, 학생들의 영어능력은 크게 향상되었으며, 영어가 모국어가 아님에도 능숙하게 의사소통하며 영어로 말하기, 토론, 논술대회에 참여하는 학생들도 크게 늘었다. 그러나 과열된 교육양상은 지나친 사교육 열기를 가중시켰으며, 너무나 어린 나이부터 영어 자체에 대한 거부감을 심어줄 수 있는 부작용을 낳았다. 그러므로 이제는 새로운 방식으로 영어를 가르칠 수 있는 노력이 요구 된다.

이러한 상황에서 영어댄스는 영어를 배우고자 하는 사람들에게 매우 빈가운 소식이 아닐 수 없다. 영어댄스는 영어동요의 리듬과 가사에 맞추어 다양한 움직임을 표현하는 것을 말한다. 남녀노소는 물론 특히 아동기 학생들에게 언어적, 음악적, 신체적 발달을 이끌어낼 수 있도록 창의적이고 독창적인 움직임으로 구성되어 있으며, 동요 속에 담긴 영어 단어, 문장, 표현 등을 이해하고 친구들과 함께 즐겁게 춤을 추는 과정에서 자연스럽게 영어와 리듬을 익힐 수 있다. 자연스러운 움직임과 댄스를 통해 영어를 익히고 말하고 표현할 수 있는 것이 영어댄스이다.

2. 영어댄스의 내용과 지도

영어댄스를 위한 교육내용의 선정은 학생들이 앞으로 사회의 구성원으로 성장하며 사회생활을 하는 데 필요한 어휘적 지식과 기술, 바른 자세와 태도 등을 포함해야 하며, 교육내용은 학생들의 언어적 발달 및 신체적 발달 수준에 적합하고 균형 있게 구성하여 전인으로 성장하는데 기포가 되어야 한다.

영어댄스를 지도하기 위해 교사는 영어동요의 가사에 담신 어휘를 말하기, 듣기, 읽기, 쓰기, 춤추기의 5가지 교육활동을 중심으로 자신만의 지도법을 개발해야 한다. 먼저 지도법이란 교육현장에서 학생의 전인적 발달을 이룰 수 있도록 즉 교육의 효율성을 극대화하기 위한 수업설계, 수업전략 수립 및 수업의 구체적인 실천기술에 이르기까지 일련의 수업과정에 따른 최적의 수업방법을 의미한다. 그러므로 영어댄스 지도법은 영어동요를 들으며 영어교육과 무용교육을 동시에 효율적으로 지도하기 위한 수업설계, 수업과정에 따른 최적의 수업방법이라고 할 수 있다.

영어댄스를 위한 지도는 단순한 영어동요 듣기와 댄스동작 배우기 등을 시작하여 점차 다른 방법을 지향해야 할 것이다. 학생들이 스스로 영어 동요를 선택하거나 가사를 제시하고 마늘어보는 활동, 가사에 적합한 동작을 만들어 내거나 즉흥을 통해 완성해 가는 활동 등이 활용 될 수 있다.

글로벌 시대를 맞아 남녀노소 모두 영어댄스를 통해 영어에 대한 자신감을 주며 반복적 연습을 통해 신체의 유연성을 향상시키는 활동으로 춤을 디자인해야 될 것이다.

chapter 5

댄스스포츠 라인댄스

1. 댄스스포츠 라인댄스의 정의

댄스스포츠가 대한체육회에 정 가맹되면서 댄스스포츠의 인구는 날로 늘어나면서, 각급 학교뿐 아니라 생활체육의 일환으로 큰 역할을 하고 있다.

사회와 학교에서는 댄스스포츠를 21세기 선진문화활동으로 인식하여 다양한 교육 프로그램으로 활용하고 있으며, 그 결과 현재 우리나라에서 댄스스포츠는 사회로부터 많은 사랑과 관심을 받는 인기 종목으로 발돋움하고 있다.

댄스스포츠는 2009년부터 전국체전에 시범종목으로 채택되었으며 초·중·고·대학교에서 엘리트 체육으로 각광받고 있다.

댄스스포츠는 아시아 인도어 게임에 2005년, 2007년, 2009년에 정식종목으로 참여하여 한국은 많은 메달을 획득하여 아시아의 댄스스포츠 강국으로 자리매김하였다.

댄스스포츠는 이제 올림픽에 채택되기를 바라면서 현재 댄스스포츠를 즐기는 인구의 수는 800만 명이 넘는 것으로 추산된다. 이와 같이 댄스스포츠가 많은 사랑과 관심을 받고 있지만, 현재 댄스스포츠를 배우고 싶어도 처음 접하는 분은 파트너가 있어야 하고, 고도의 기술을 요하는 것으로 생각하고 포기하게 되는 경우가 있다.

이런 점을 고려하여 각급 학교뿐 아니라 일반인들에게도 누구나 쉽게 배울 수 있는 방법의 하나로 댄스스포츠 라인댄스를 만들게 되었다.

댄스스포츠 라인댄스의 장점은 파트너와 함께 추던 것을 파트너 없이 남녀노소 누구나 즐겁게 혼자서 출 수 있으며, 댄스스포츠를 배우고자 하는 초보자에게는 기본적인 몇 가지 동작만 가지고 10댄스의 모든 작품을 접할 수 있다. 각급 학교에서는 학생들이 학교생활을 즐겁게 할 수 있는 좋은 프로그램으로 활용할 수 있고, 건강교육을 담당하고 있는 노인 및 사회교육원에서는 사교의 장으로 활용할 수 있다.

남을 가르치는 교육자의 입장에서는 초급과 중급과정을 통하여 지도자 자격증을 부여받을 수 있으며, 건강을 증진시키고 댄스스포츠의 저변 확대 및 현장에서 활용하는 데 목적이 있다.

2. 댄스스포츠 라인댄스의 가치와 특징

① 교육적 가치

- 댄스스포츠의 몇 가지 기본스텝만을 익혀서 다양한 figure를 만들어 낼 수 있기에 춤을 추면서 새로운 창의력을 기를 수 있다.
- 항상 바른 자세를 유지하기 때문에 좋은 자세와 체형을 갖추게 되며, 운동효과도 좋은 유산소 운동이기에 남녀노소 누구나 즐길 수 있는 운동이다.
- 10댄스의 다양한 음악을 통하여 여러 가지 감정을 표현해 볼 수 있는 기회를 주고 아름다운 음악과 운동의 조화는 마음을 안정시켜 평안함을 주며 스트레스를 해소하여 몸과 정신 건강에 좋은 영향을 준다.
- 각급 학교에서는 학생들이 학교생활을 즐겁게 할 수 있어 좋은 프로그램으로 활용할 수 있고, 건강교육을 담당하고 있는 사회교육원에서는 사교의 장으로 활용할 수 있다

② 특징

라인댄스는 4방향의 벽을 따라 시계 반대방향으로 움직이며 정해진 루틴에 의해 파트너 없이 혼자서 한 음악에 같은 동작을 반복하면서 추는 댄스이다.

- 댄스스포츠의 기본스텝만 가지고 LOD 방향으로 반복해서 추므로 올바른 댄스의 기본기를 익힐 수 있다.
- 같은 음악에 같은 동작을 반복하므로 댄스의 아름다운 모양, 바른 자세, 부드러운 움직임 등이 여기에서 길러진다.
- 모든 사람이 쉽게 따라 할 수 있도록 안무되어 10댄스를 쉽게 접할 수 있다.
- 10댄스의 음악을 통하여 다양한 움직임을 익힐 수 있고, 리듬감을 기를 수 있다.
- 파트너 없이 혼자서 출 수 있다

PART 02
실기편

chapter 1

건강을 위한 라인댄스

1. 어린이를 위한 치어리딩 라인댄스(Cheerleading Linedance)

현대 표현 활동은 자유롭고 에너지가 넘치는 어린이와 청소년의 감정을 표출하고 공감하는데 중요한 전달 수단이 되고 있다. 특히 치어리딩은 각종 행사에서 박수, 노래, 함성 등 여러 가지 방법으로 자기편 선수를 격려하는 응원이다. 효과적인 치어리딩이란 관중과 호흡을 잘 맞추어 동작이나 대형, 음악, 의상 등 여러 분야에 걸쳐 노력해야 한다.

- count: 48
- wall: 4

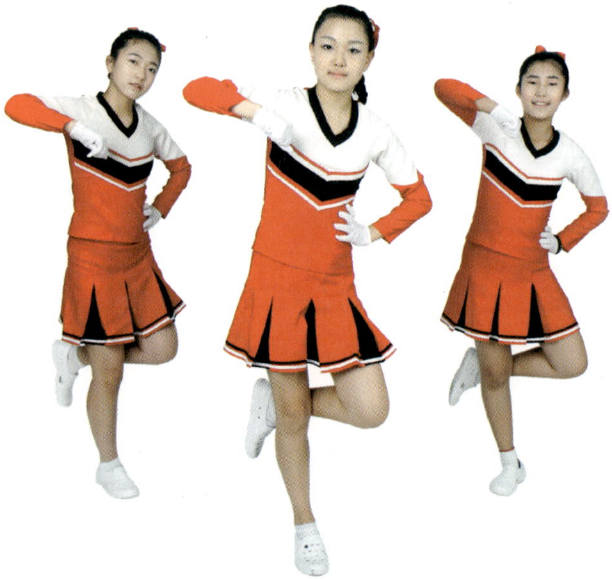

1 오른다리에 체중을 두고 왼발은 뒤로 무릎을 굽혀 뛴다. 이때 오른손은 가볍게 주먹을 쥐고 팔꿈치를 접어 몸 앞에서 돌려 오른쪽 사선 위로 찍고 왼발은 땅에 딛으면서 팔을 펴서 다시 몸 앞에서 돌린다.

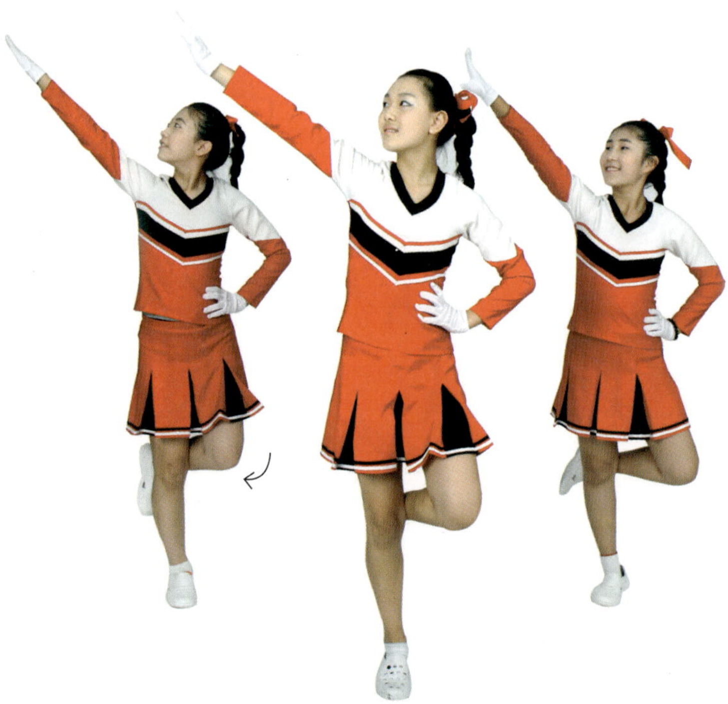

2 왼발은 다시 뒤로 차고, 오른 팔을 오른쪽 사선 위로 쭉 뻗는다.

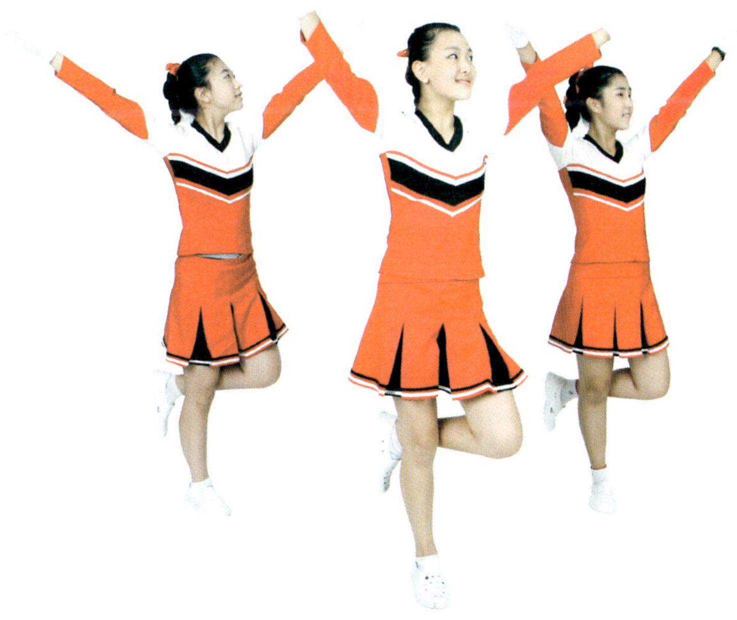

3 왼발을 내려 높으며 몸통을 살짝 오른쪽으로 틀어 왼팔을 오른쪽 겨드랑이 부근에서부터 시작하도록 가져다 놓고 왼발을 뒤로 차면서 왼팔을 왼쪽 사선 위로 쭉 뻗어 뿌린다.

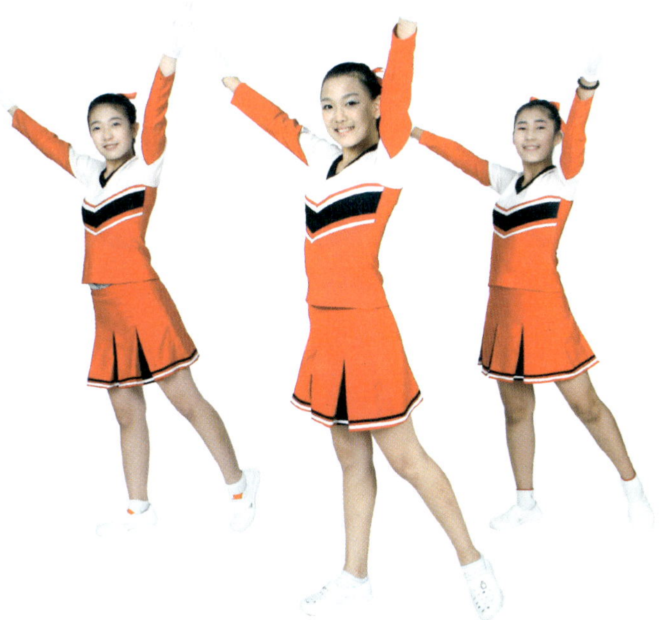

4 양 팔꿈치를 접어 두 팔을 가슴 앞에 두고 몸통을 왼쪽으로 트위스트한다.

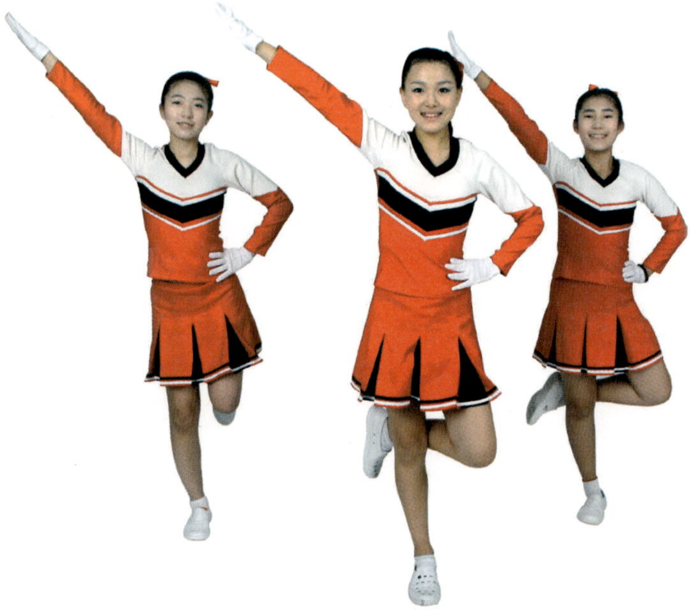

5 양 손을 머리 위 사선으로 펼치며 왼쪽 다리에서 오른쪽 다리로 중심을 바꿔 봅을 세웠다가 양 팔꿈치를 접어 두 팔을 가슴 앞에 두고 몸통을 오른쪽으로 트위스트한다.

6 1~5번 동작을 왼쪽 방향으로 실시

7 오른손을 어깨위로 들면서 왼발을 뒤로 접어 든다. 왼발을 다시 내려 놓고, 왼팔을 몸 앞에서 접는다.

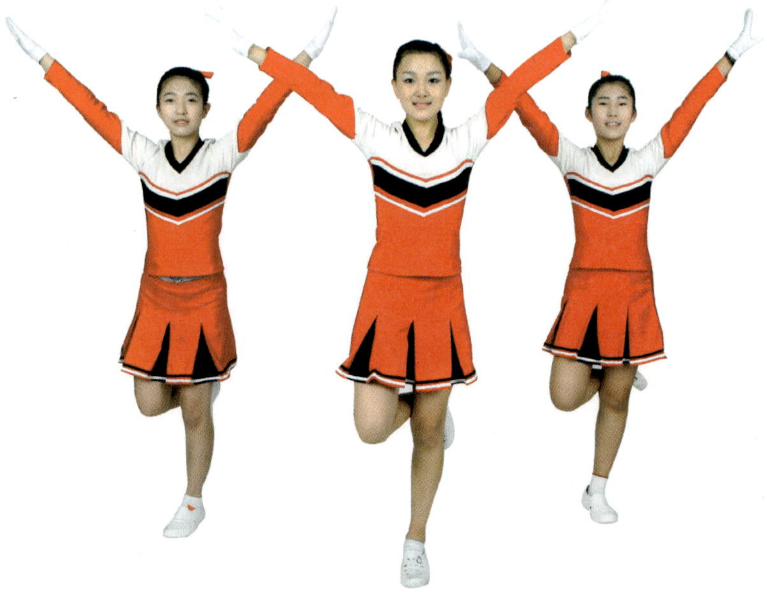

8 왼손도 어깨 위로 들고 오른발을 뒤로 접어든다.

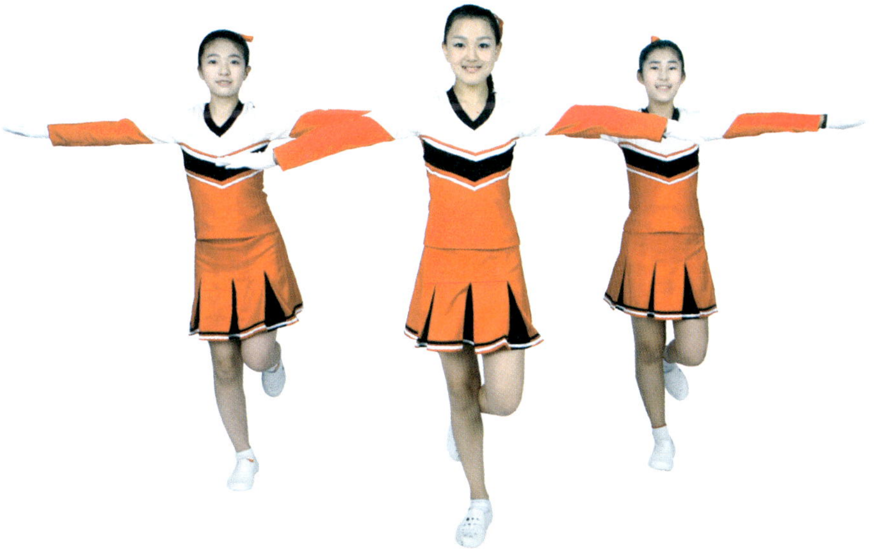

9 오른발은 내려 놓고, 두 팔을 곧게 편 채로 몸 앞에서 돌린다.

10 두 팔을 어깨 높이에서 수평하게 들고 왼발을 뒤로 접어든다.

2. 클랩 유어 핸즈(Clap Your Hands)

- 곡명: 'My Dear Botanist' by Dyana Natalya Syenchukov
- 안무: Vivienne Scott
- count: 48
- wall: 4

1~2, 3~4 오른발 오른쪽 사이드 스텝하면서 갤로핑
5~6 오른발 앞으로 왼발 크로스 락, 오른발 짚기
7~8 왼발로 사이드스텝하며 왼쪽으로 1/4턴

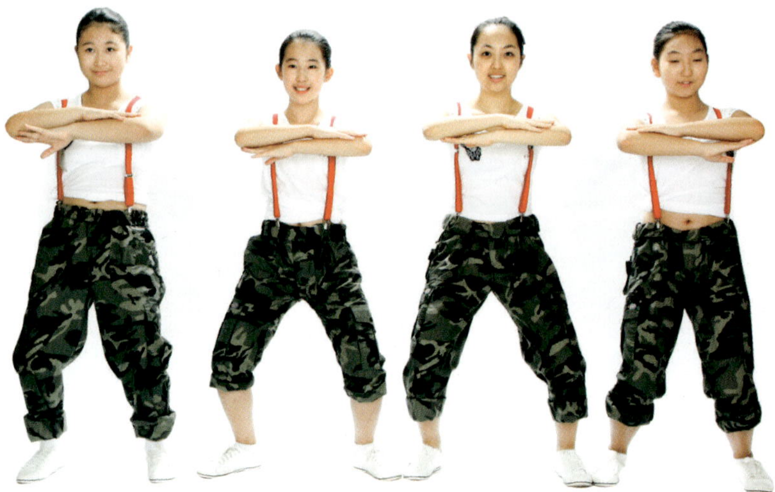

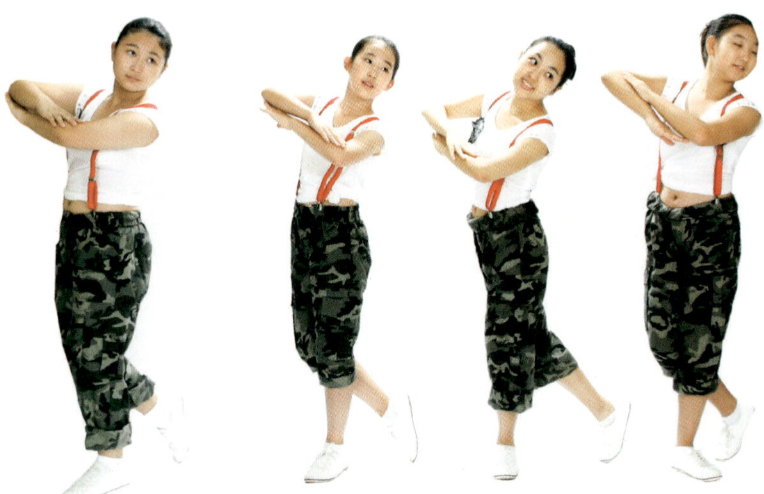

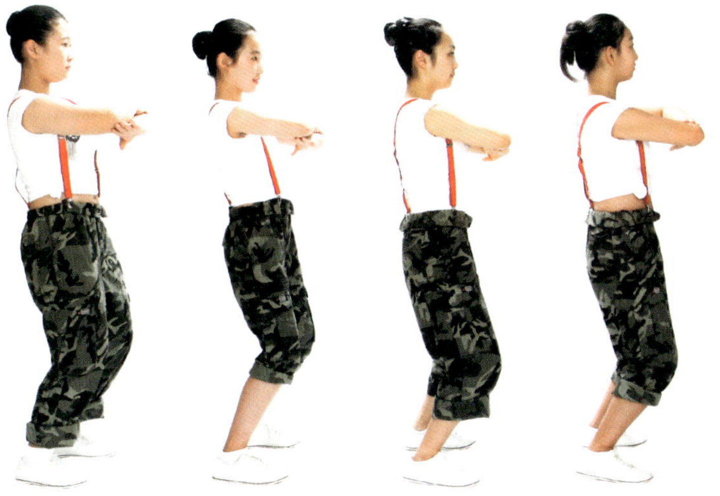

9~16 위의 동작 반복하며 왼쪽으로 1/4턴하여 뒤를 향하기

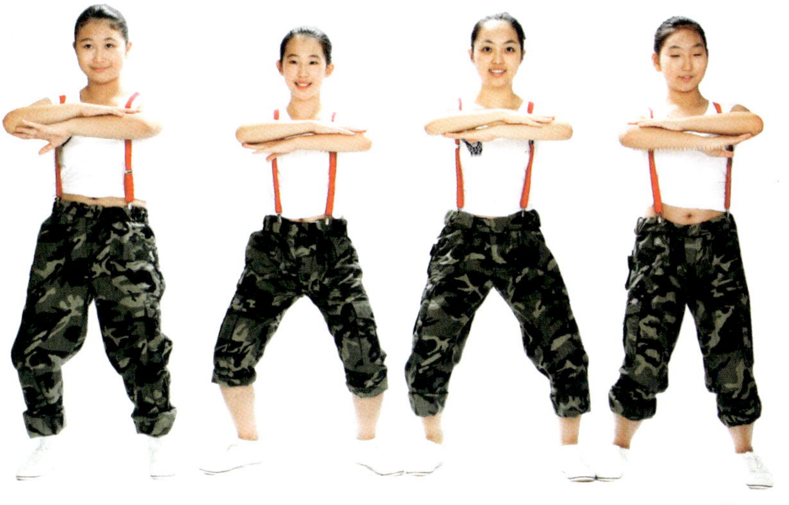

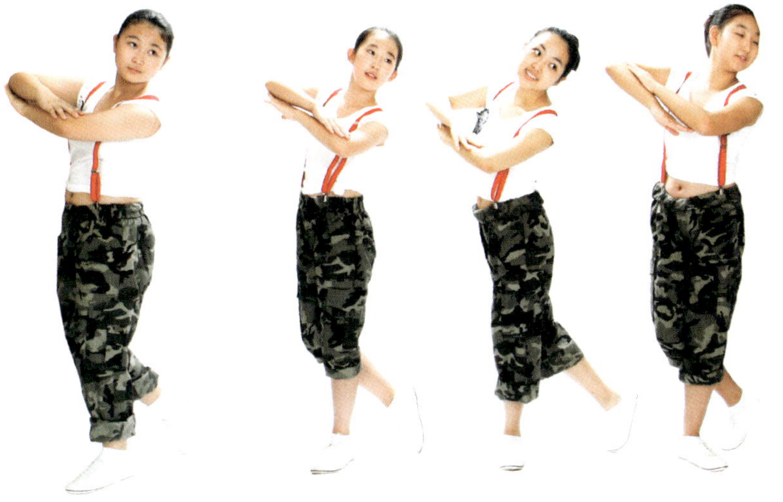

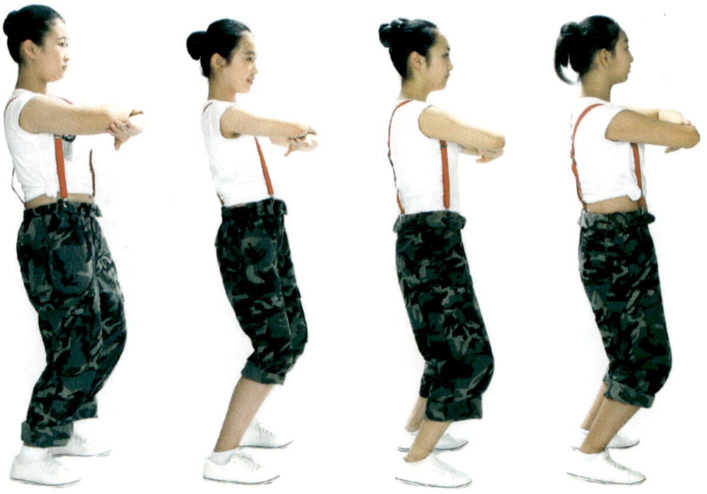

17~18 오른발, 왼발 워킹

19~20 어깨 위로 박수 세 번

21~24 17~반복

25~26 오른쪽으로 오른발부터 워킹하며 턴

27~28 제자리에서 오른발, 왼발, 오른발로 붙여서 스텝

29~32 25~왼쪽으로 반복

3. 아빠는 축구왕

- 곡명: 아빠는 축구왕(작곡 이수하)
- count: 24
- wall: 2l

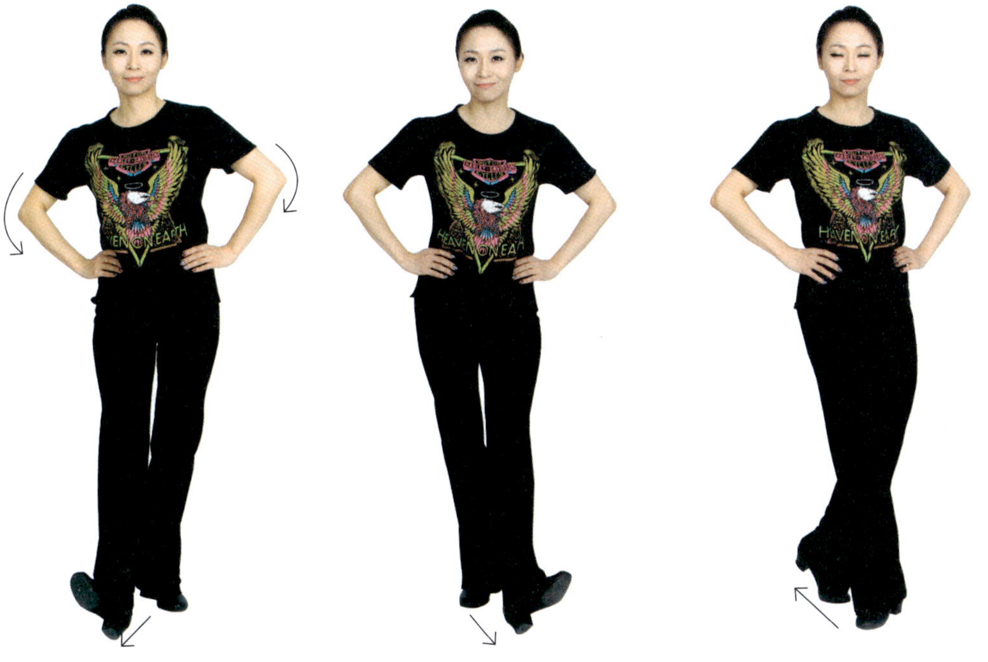

1 앞으로 힐 터치(오른발 – 왼발 – 오른발 – 왼발): 1~8.

2 전진 투스텝(오른발 – 왼발 – 오른발 – 왼발): 1~8.

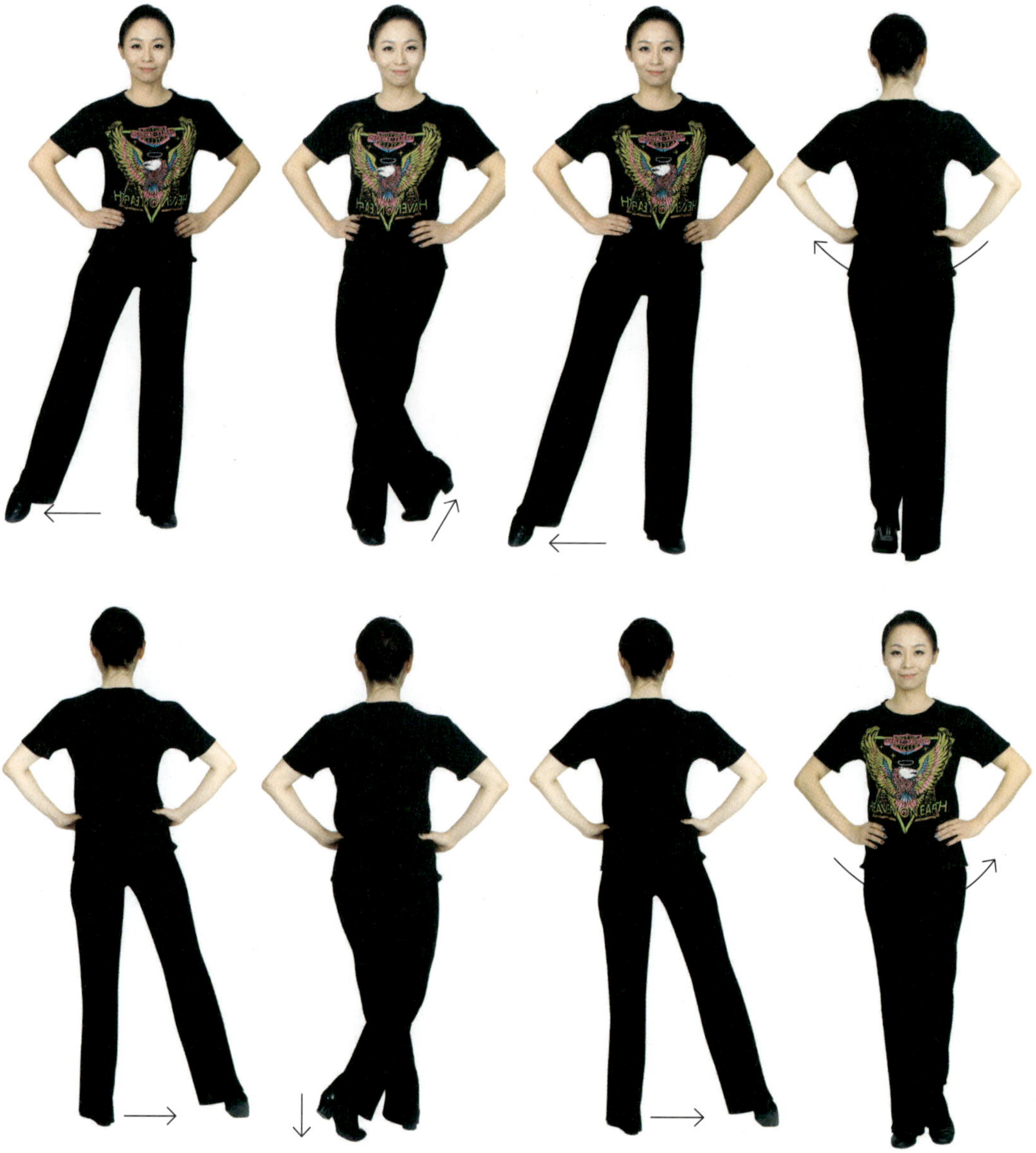

3 오른발 옆으로 스텝, 왼발을 오른발 뒤로 놓고 오른발 옆(우로 1/2 턴), 왼발 모으며 터치, 왼발 옆으로 스텝, 오른발을 왼발 뒤로 놓고 왼발 옆, 오른발 모으며 터치: 1~8.

4 1~3번 반복

발차기 동작 1: 정면차기

1 오른쪽 다리를 들고 제자리에서 뛴다(무릎을 접고 한 번, 펴고 한 번): 1~4.

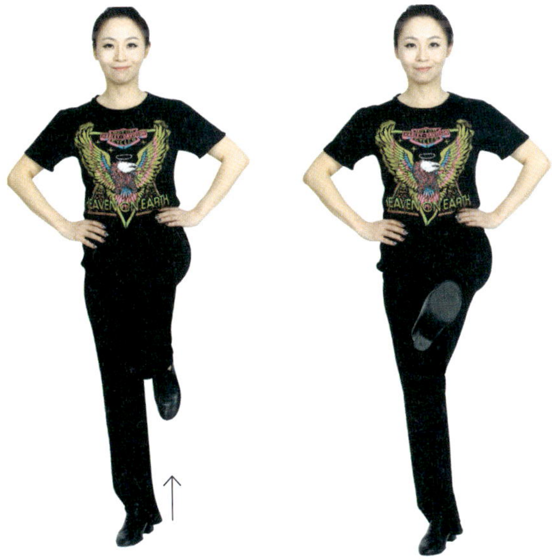

2 왼쪽 다리를 들고 제자리에서 뛴다(무릎을 접고 한 번, 펴고 한 번): 5~8.

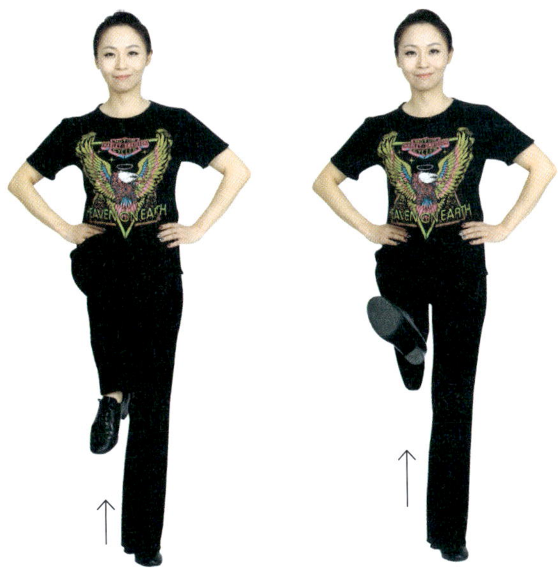

3 전진 투스텝(오른발 – 왼발 – 오른발 – 왼발): 1~8.

4 오른발 옆으로 스텝, 왼발을 오른발 뒤로 놓고 오른발 옆(우로 1/2 턴), 왼발 모으며 터치, 왼발 옆으로 스텝, 오른발을 왼발 뒤로 놓고 왼발 옆, 오른발 모으며 터치: 1~8.

5 5~8번 반복

발차기 동작 2: 사선 비껴 차기

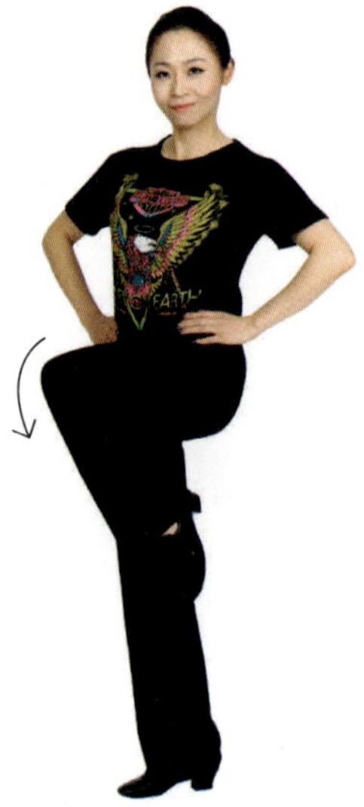

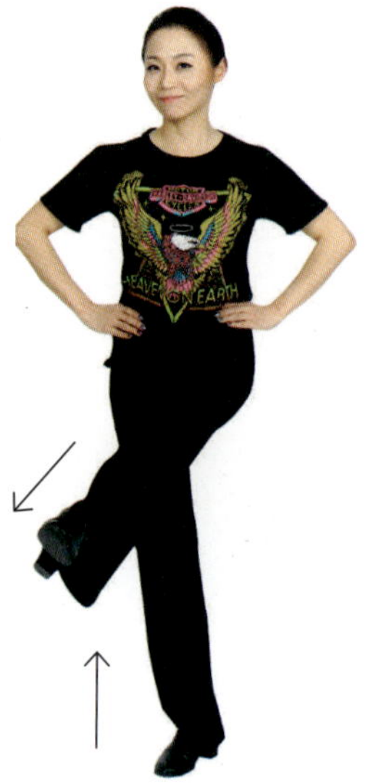

1 오른발을 왼발 사선 앞으로 들고 제자리에서 뛴다(무릎을 접고 한 번, 펴고 한번): 1~4.

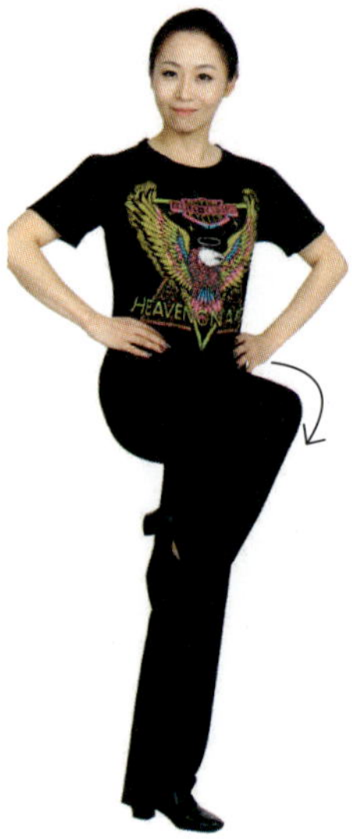

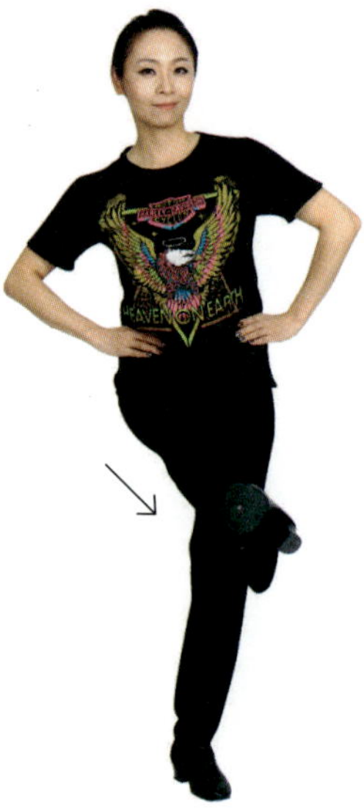

2 왼발을 오른발 사선 앞으로 들고 제자리에서 뛴다(무릎을 접고 한 번, 펴고 한 번): 5~8.

3 전진 투스텝(오른발 – 왼발 – 오른발 – 왼발): 1~8.

4 오른발 옆으로 스텝, 왼발을 오른발 뒤로 놓고 오른발 옆(우로 1/2 턴), 왼발 모으며 터치, 왼발 옆으로 스텝, 오른발을 왼발 뒤로 놓고 왼발 옆, 오른발 모으며 터치: 1~8.

5 ~번 반복

발차기 동작 3: 제기 차기

1 무릎을 살짝 접어 오른발을 앞으로 들어 올리고 내린다(인사이드 대퇴근이 위를 향한다): 1~2.

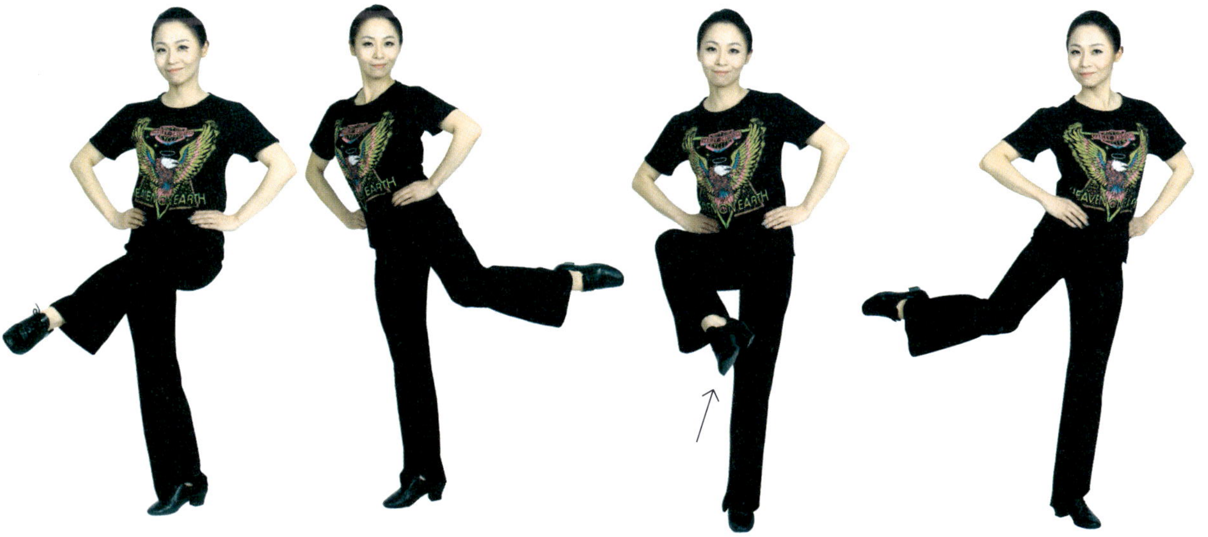

2 무릎을 살짝 접어 오른발을 뒤로 들어 올리고 내린다(아웃사이드 대퇴근이 위를 향한다): 3~4.

3 무릎을 살짝 접어 왼발을 앞으로 들어 올리고 내린다(인사이드 대퇴근이 위를 향한다): 5~6.

4 무릎을 살짝 접어 왼발을 뒤로 들어 올리고 내린다(아웃사이드 대퇴근이 위를 향한다): 7~8.

5 전진 투스텝(오른발 – 왼발 – 오른발 – 왼발): 1~8.

6 오른발 옆으로 스텝, 왼발을 오른발 뒤로 놓고 오른발 옆(우로 1/2 턴), 왼발 모으며 터치, 왼발 옆으로 스텝, 오른발을 왼발 뒤로 놓고 왼발 옆, 오른발 모으며 터치: 1~8.

7 ~번 반복.

8 ①번부터 반복(양 옆 사람과 손을 잡고 한다).

4. 로카 리믹스 (Loca Remix)

- 안무: 이경희
- count: 32
- Wall: 4
- 수준: 초급
- 음악: Loca Loca (Remix)-Dj Berta

동작 1 : 사이드, 크로스, 사이드, 크로스 터치, 사이드, 터치, 터치, 플릭

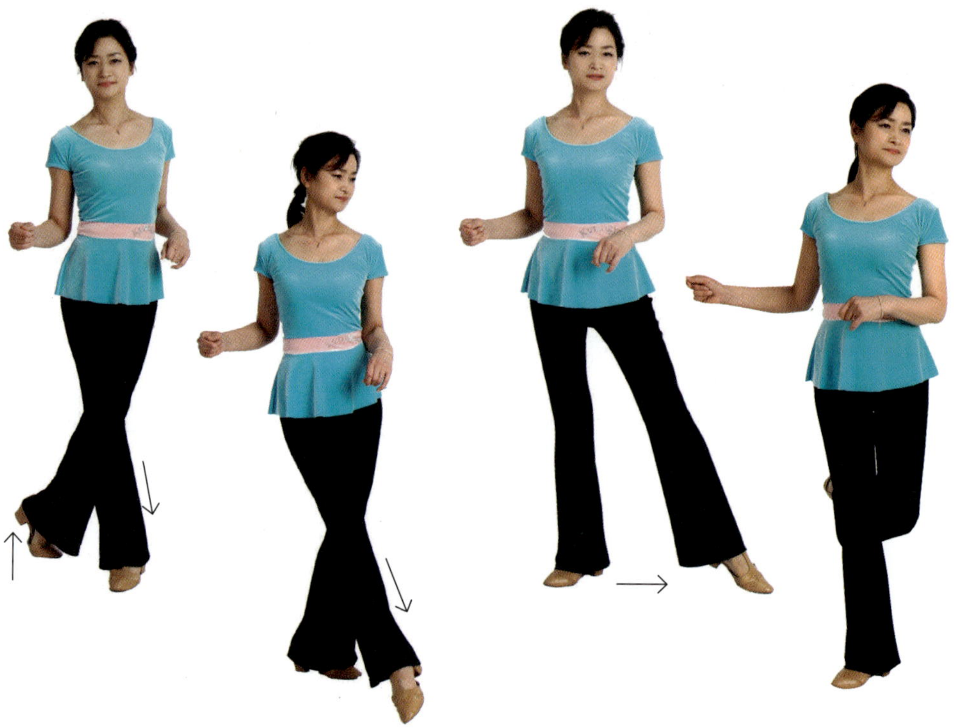

왼발 옆으로 스텝—오른발을 왼발 앞으로 교차 스텝—왼발 옆으로 스텝—오른발 앞으로 교차하여 발끝으로 찍고—오른발 오른쪽 옆으로 스텝—왼발을 오른발 앞으로 교차하여 발끝으로 찍고—왼발 왼쪽 옆으로 찍고—왼쪽 무릎을 구부려 오른쪽 무릎 옆에 붙이면서 뒤로 들어 올린다(1~8).

동작 2 : (사이드, 터치) × 2, 포워드 맘보, 훅

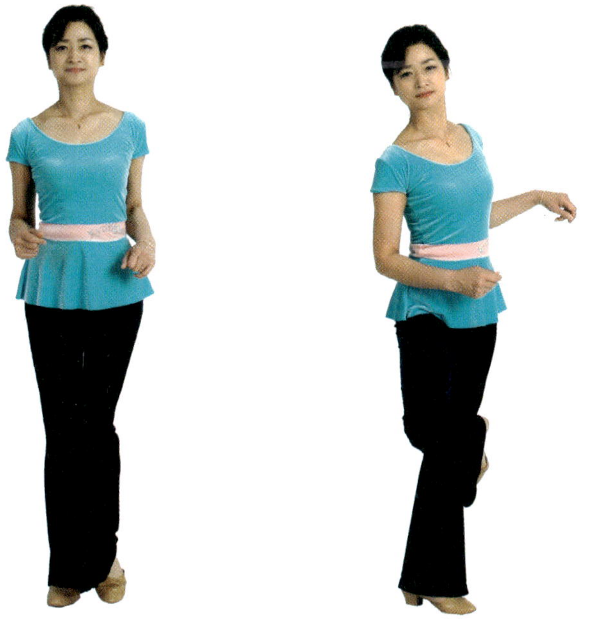

왼발 왼쪽 옆 스텝—오른발, 왼발 옆에 놓으면서 오른발 볼로 찍고—오른발 오른쪽 옆 스텝—왼발, 오른발 옆에 놓으면서 볼로 찍는다—왼발 앞으로 스텝—오른발 제자리 스텝—왼발 뒤로 스텝—오른쪽 무릎을 구부려 오른발을 왼쪽 무릎 앞에 붙인다(1~8)

동작 : 포워드 셔플, 1/2 턴 백 셔플, 백워드 락 리커버, 1/4 턴 사이드 터치

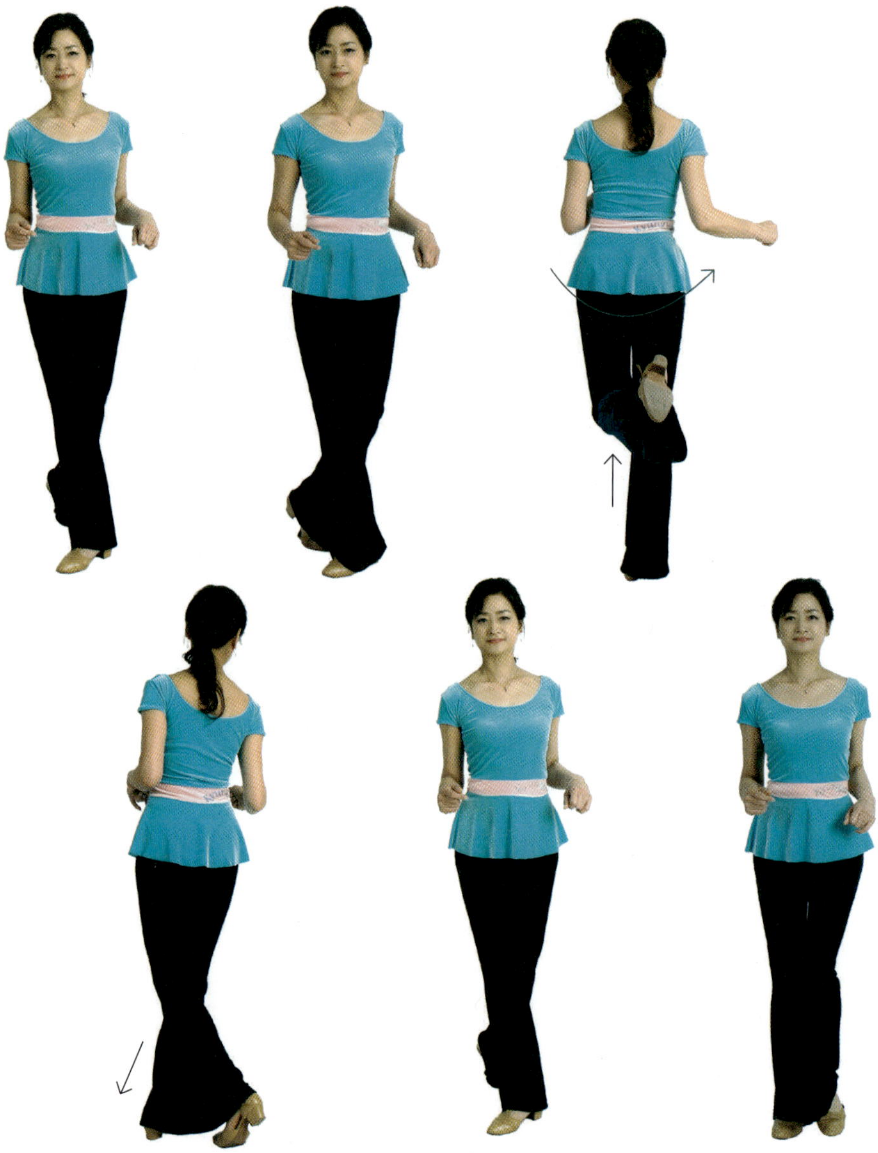

오른발 앞으로 스텝—왼발을 오른발 뒤로 스텝—오른발 앞으로 스텝—오른쪽으로 ½ 턴하면서 왼발을 뒤로 스텝—오른발을 왼발 앞으로 교차 스텝—왼발을 뒤로 스텝—오른발을 뒤로 스텝—체중을 왼발에 옮기면서 왼발 제자리 스텝—오른발 앞 스텝 하면서 왼쪽으로 ¼ 턴—왼발을 오른발 옆에 볼로 찍는다(1~8).

동작 : 락킹 체어 쉬미, 포워드, 1/2 턴 드래그, 포워드 터치

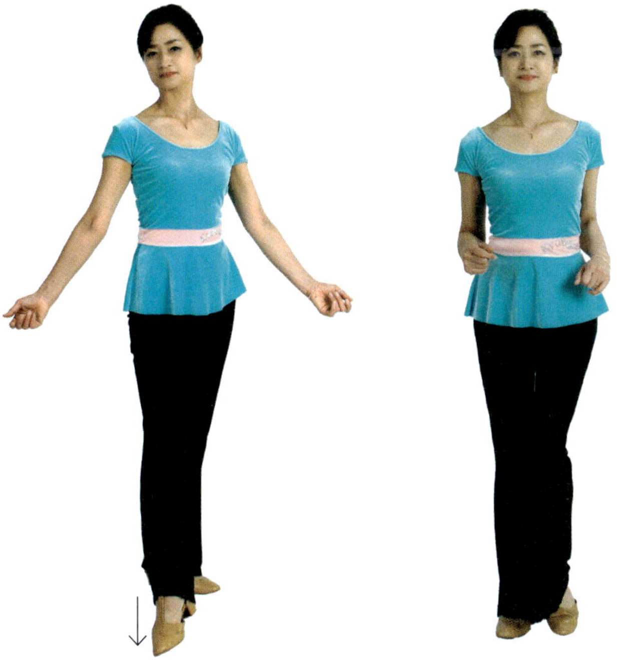

왼발 앞으로 스텝-오른발 제자리 스텝-왼발 뒤로 스텝-오른발 제자리 스텝을 하면서 동시에 어깨를 앞, 뒤로 흔든다(1~4)-왼발 앞으로 스텝 하면서 오른쪽으로 ½ 턴을 하고, 이때 오른발을 끌어와서 왼발 옆에 볼로 찍는다-오른발 앞으로 스텝-왼발을 오른발 옆에 볼로 찍는다(5~8).

5. 희스 폴카 (Hee's Polka)

- 안무: 이경희
- Count: 32
- Wall: 4
- 수준: 초급
- 음악: Levan Polka by Hatsune Miku

포워드락, 리커버, 코스터 스텝

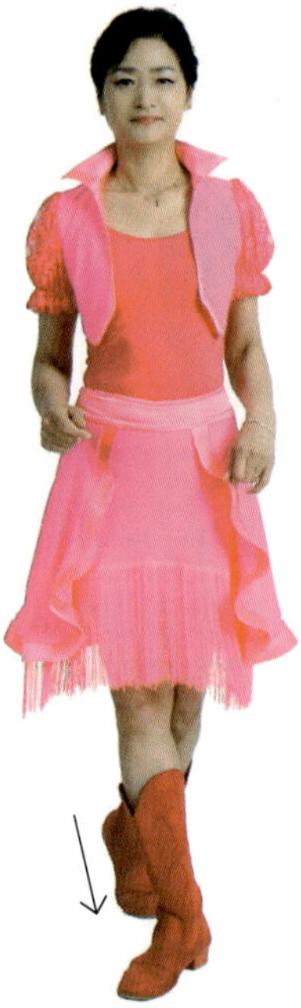

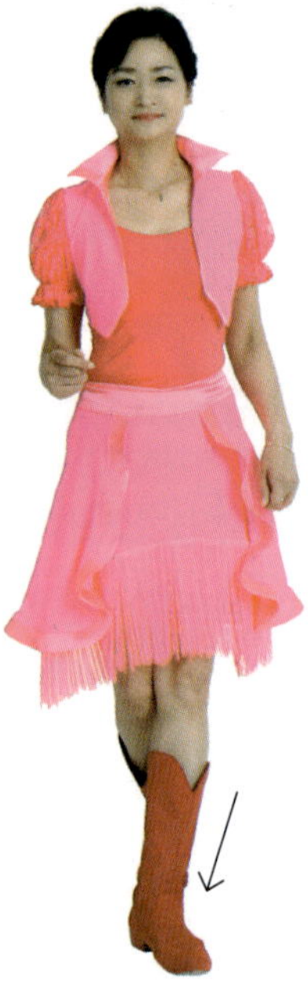

오른발 앞으로 스텝-왼발 제자리 스텝-오른발 뒤로 스텝-왼발을 오른발 옆으로 나란히 스텝-오른발 앞으로 스텝-왼발 앞으로 스텝-오른발 제자리 스텝-왼발 뒤로 스텝-오른발을 왼발 옆으로 나란히 스텝-왼발 앞으로 스텝(1~8).

바인 스텝 히치, 트위스트 L/R/L, 트위스트 R/L/R 히치

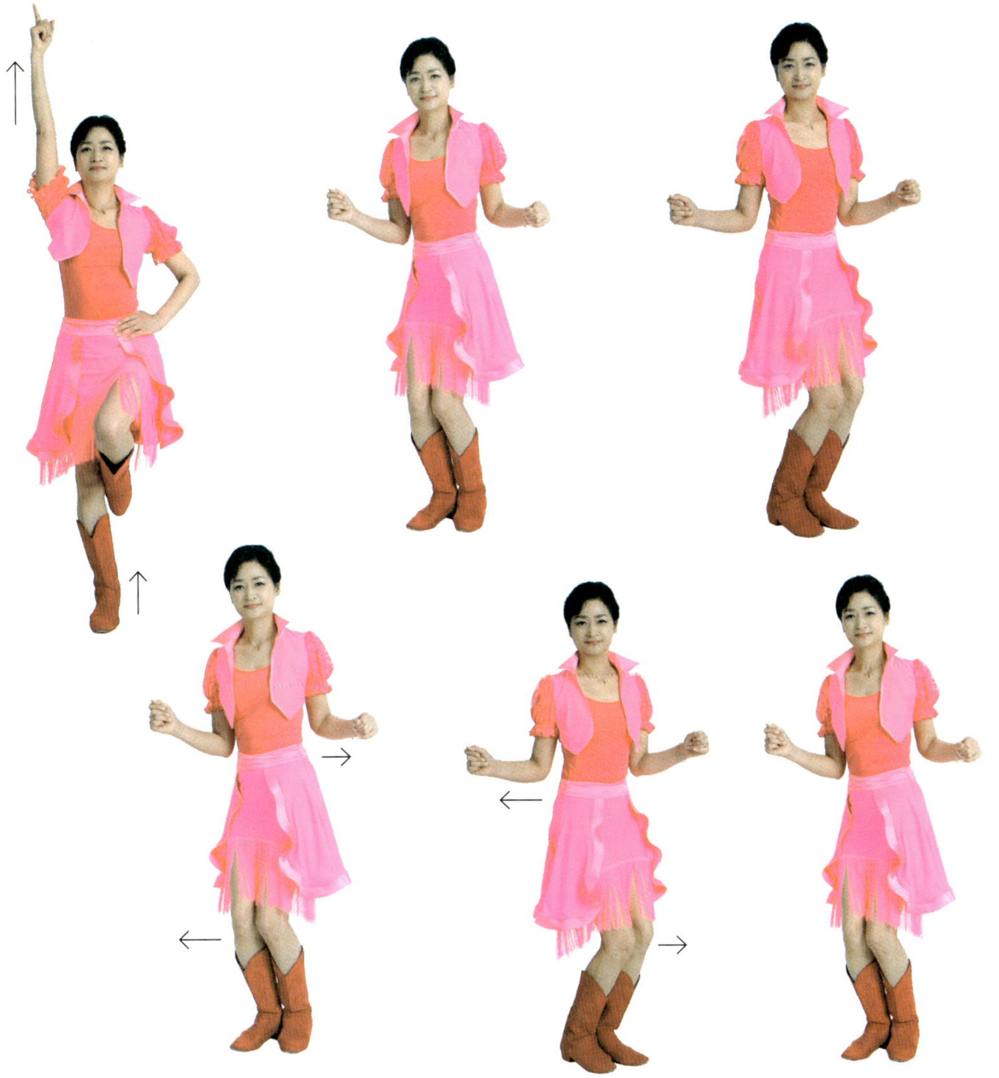

오른발 옆으로 스텝-왼발을 오른발 뒤로 교차 스텝-오른발 옆으로 스텝-왼쪽 무릎을 구부려 오른쪽 무릎 안쪽에 왼발을 붙인다. 이때 오른팔은 위로 올리고 왼손은 왼쪽 허리에 둔다-두발 나란히 모아 왼쪽으로 힐 업 트위스트-두발 나란히 모아 왼쪽으로 토 업 트위스트-두발 나란히 모아 왼쪽으로 힐 업 트위스트-두발 나란히 모아 오른쪽으로 힐 업 트위스트-두발 나란히 모아 오른쪽으로 토 업 트위스트-오른발 힐 업 트위스트 오른쪽으로 이동 하면서 왼쪽 무릎을 구부려 오른쪽 무릎 안쪽에 왼발을 붙인다(1~8).

바인 스텝 히치, 트위스트 R/L/R, 트위스트 L/R/L 1/4 턴 히치

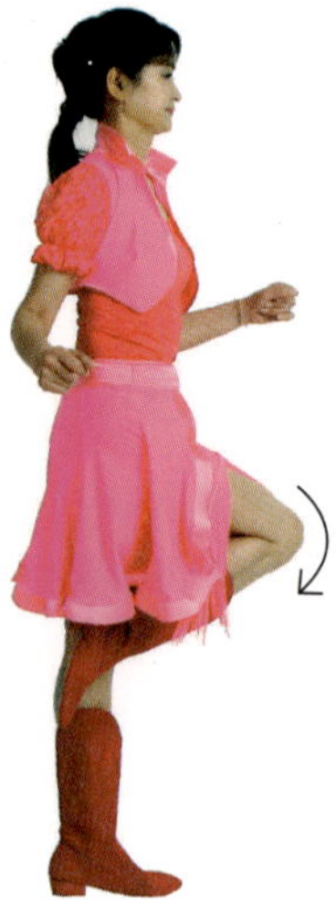

②번 동작을 왼쪽발부터 반대 방향으로 실시. 카운트 1~ 7&까지 실시하고 카운트 8에서 오른발을 왼쪽 무릎에 붙이면서 오른쪽으로 ¼ 턴 한다(1~8)

백워드 락, 리커버, 포워드 터치, 1/2 턴 플릭, 삼바 스텝, 삼바 스텝

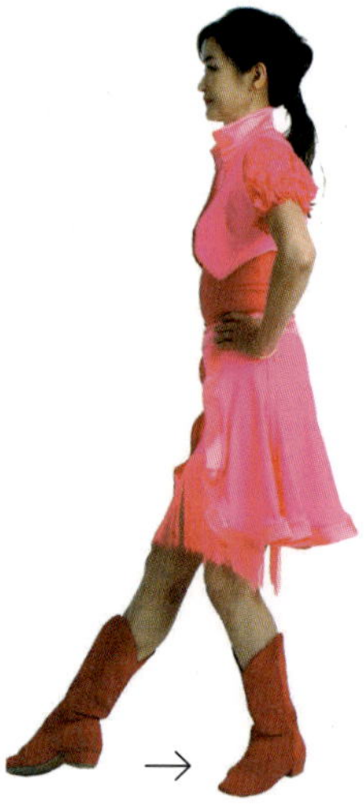

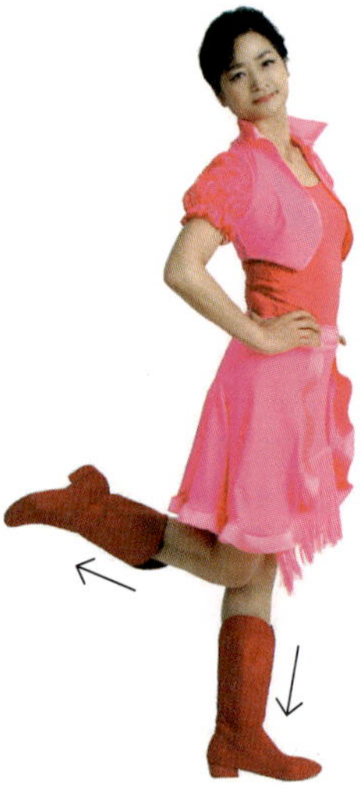

오른발 뒤로 스텝-왼발 앞으로 제자리 스텝-오른발 끝으로 찍고-왼쪽으로 ½ 턴하며 오른쪽 무릎을 구부려 뒤로 들어 올린다-오른발 왼발 앞으로 교차 스텝-왼발 옆으로 스텝-오른발 제자리 스텝-왼발을 오른발 앞으로 교차 스텝-오른발을 옆으로 스텝-왼발을 제자리 스텝(1~8).

6. 서커스 (Circus)

- 안무: 이경희
- Count: 32
- Wall: 4
- 음악: MC MONG ft. Noh Hong-cheol, Lim Yookyung-CIRCUS

싱코페이트 바인스텝, 사이드락, 리커버, 싱코페이트 위브스텝, 백워드락, 리커버

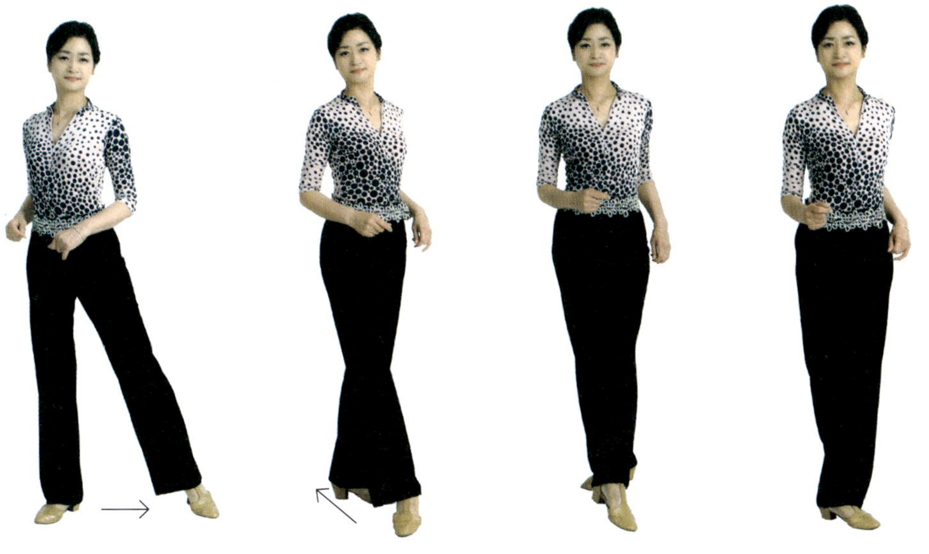

1 오른발 오른쪽 옆 스텝
2 왼발 오른발 뒤 스텝. 오른발 오른쪽 옆 스텝(&)
3 왼발 오른발 앞 스텝
4 오른발 옆 스텝. 발 왼쪽으로 중심 이동(&)
5 오른발 왼발 뒤로 교차 스텝
6 왼발 왼쪽 옆으로 스텝. 오른발 왼발 앞으로 교차 스텝(&)
7 왼발 왼쪽 옆 스텝
8 오른발 왼발 뒤로 스텝. 왼발 앞으로 중심 이동 (&)

도로시 스텝 × 2, 크로스 싱코페이트 재즈박스 1/4 턴, 크로스 셔플

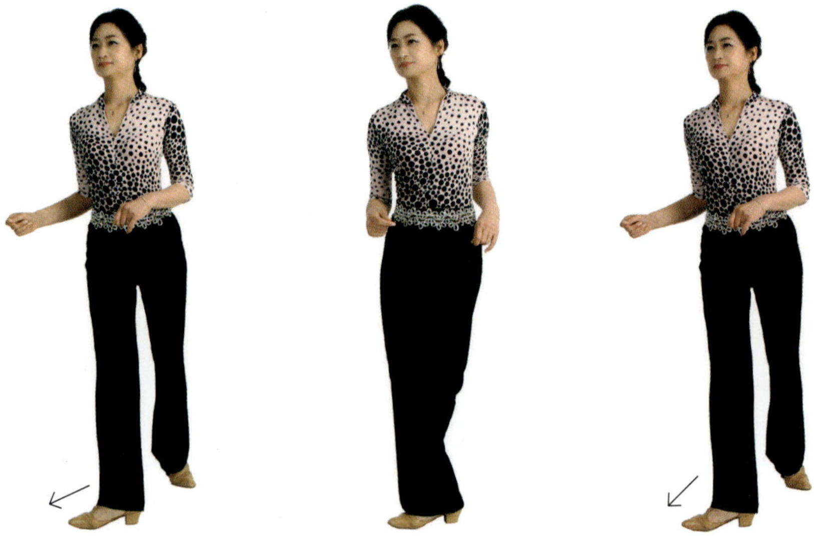

1-2 오른발 오른쪽 대각선 앞 스텝. 왼발 오른발 뒤로 록 스텝, 오른발 대각선 앞 스텝(&)

3-4 왼발 왼쪽 대각선 앞 스텝. 오른발 왼발 뒤로 록 스텝. 왼발 대각선 앞 스텝(&)

5 오른발 왼발 앞으로 교차 스텝

6 왼발 오른발 뒤 스텝 하면서 오른쪽으로 1/4 돌고 오른발 오른쪽 옆 스텝(&)

7-8 왼발 오른발 앞으로 교차 스텝. 오른발 오른쪽 옆 스텝(&). 왼발이 오른발 앞으로 교차 스텝

사이드, 힐 바운스, 비하인드, 사이드, 크로스, 사이드, 힐 바운스, 비하인드, 사이드 포워드

오른발 오른쪽 옆 스텝 1) 오른발 힐 업 *&)

오른발 힐 다운 2)

오른발 왼쪽으로 왼발 뒤 교차 스텝 3) 왼발 왼쪽 옆 스텝 &)

오른발 왼발 앞으로 교차 스텝 4)

왼발 오른쪽 옆 스텝 5) 왼발 힐 업 &) 왼발 힐 다운 6)

왼발 오른쪽으로 왼발 뒤 교차 스텝 7) 오른발 오른쪽 옆 스텝 &)

왼발 앞으로 스텝 8)

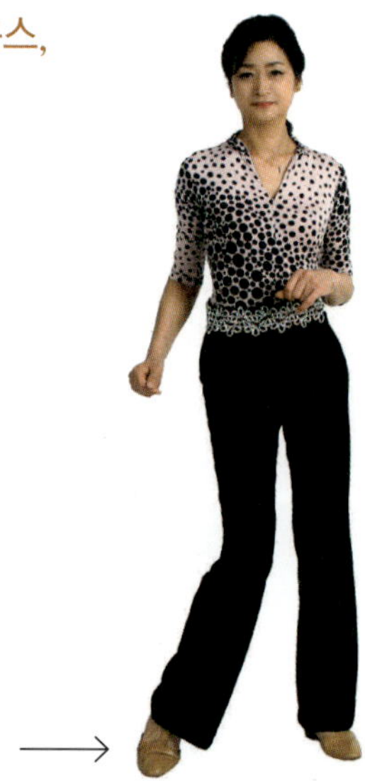

킥 볼 사이드 포인 × 2, 락킹 체어, 포워드 스텝, 트위스트

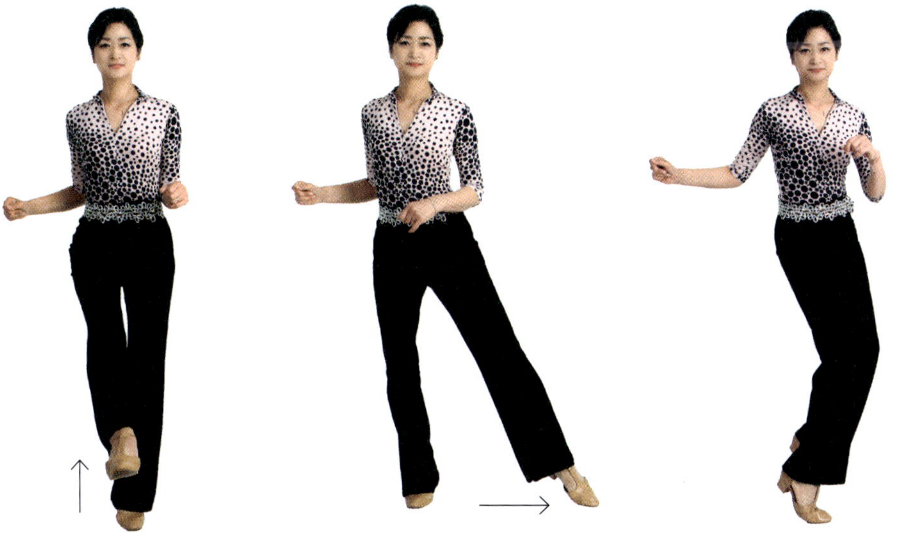

1-2 오른발 앞 킥. 오른발 제자리 스텝(&) 왼발 왼쪽 옆으로 발끝을 찍는다.

3-4 왼발 앞 킥. 왼발 제자리 스텝(&) 오른발 오른쪽 옆으로 발끝을 찍는다.

5-6 오른발 앞 스텝. 왼발 뒤로 중심 옮겨 제자리 스텝(&) 오른발 뒤로 스텝 왼발 앞 중심 옮겨 제자리 스텝(&)

7-8 오른발 앞 스텝. 왼발 오른발 뒤에 놓고 두발 오른쪽으로 힐 바깥쪽 옆으로 트위스트(&)

9 오른발 앞 왼발 뒤 힐 다운 제자리 스텝

chapter 2

영어라인댄스

현대의 표현 방법은 자신의 생각이나 감정을 틀에 박힌 방법으로 나타내는 것이 아니라 자유롭고 창의적인 방법으로 표현하려고 한다. 이러한 표현 욕구는 언어로 표현하면 문학이 되고 소리로 표현하면 음악이 되고 색으로 표현하면 미술이 된다.

현시대는 국내외적으로 영어가 국제어로 통용되고 있으며 국제화 시대의 의사소통을 위한 언어능력의 습득은 필수적이다. 이를 위하여 초등학생을 비롯하여 각급 학교 및 일반인들에게 있어서도 자유롭고 독창성을 필요로 하는 창의적인 영어 표현 방법이 절실한 때이다. 이러한 상황에서 영어댄스는 영어를 배우고자 하는 사람들에게 매우 반가운 소식이며, 아울러 글로벌 시대에 맞춰 학생들이 영어에 대한 흥미와 관심을 갖도록 하고 일상생활에서 영어를 이해하고 표현할 수 있도록 의사소통능력을 향상시키는 일이다.

영어댄스는 남녀노소는 물론 특히 아동기 학생들에게 언어적, 음악적, 신체적 발달을 이끌어낼 수 있도록 창의적이고 독창적인 움직임으로 구성되어 있으며, 동요 속에 담긴 영어단어, 문장, 표현 등을 이해하고 친구들과 즐겁게 춤을 추는 과정에서 자연스럽게 영어와 리듬을 익힐 수 있다.

자기표현에 어색해 하는 학생에게 용기를 주고 수업에 적극적으로 참여할 수 있는 방법으로 영어 노래에 맞춰 신체로 표현활동을 해봄으로서 영어와 표현활동에 더욱 흥미를 가질 수 있으리라 본다.

1. 비비디 바비디 부 Bibidi babidi boo

1948년에 알 호프만과 맥 데이비드, 그리고 제리 리빙스톤이 작사한 재미있는 노래이다. 이 노래는 1950년에 개봉된 디즈니 만화 신데렐라에 차용되었다. 1949년 11월 7일에 페리 코모와 폰테인 시스터즈의 목소리로 녹음이 되었으며 RCA 빅터 레코드에서 출시하여 그 당시 많은 인기를 누렸다. 이 음반은 빌보드 차트 14위에 올랐다. 또한 HMV에 의해 영국에서도 출시되었다.

또한 이 노래는 조 스태포드와 고든 맥래의 목소리로 다시 녹음되었으며, 이들이 부른 노래가 수록된 음반은 캐피털 레코드가 출시하였다. 이 음반은 1949년 12월 16일에 처음으로 빌보드 차트에 진입했으며, 7주 동안 타차트에 올라 있었다. 이 노래는 캐쉬 박스에서 집계한 최고 판매량에서 7위로 기록되었다.

- 64count
- 2wall

1. Salagadoola mechicka boola bibbidi-bobbidi-boo(살라가둘라 메치카불라 비비디바비디부~)

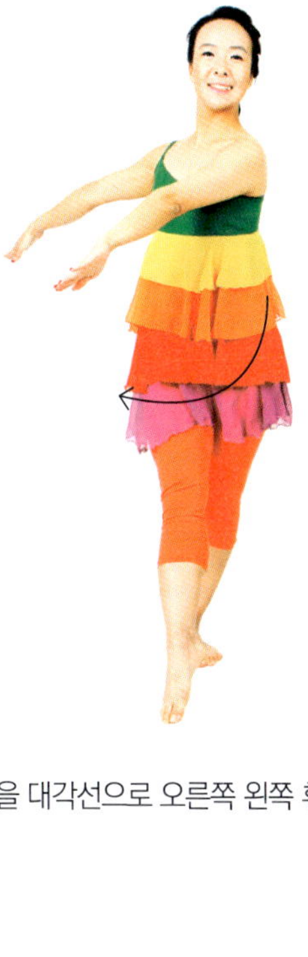

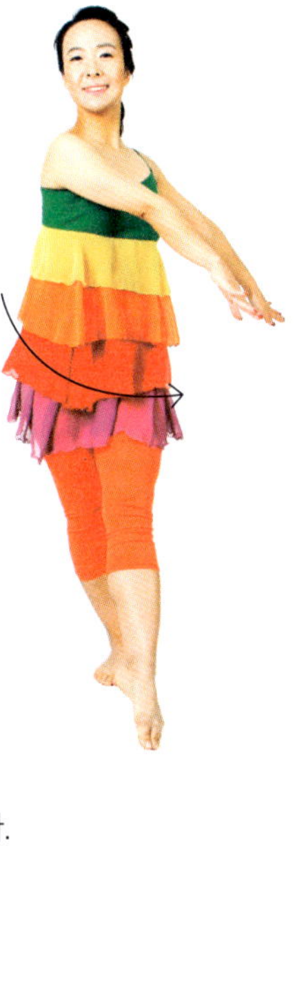

1~8 두 팔을 대각선으로 오른쪽 왼쪽 휘두르면서 발동작도 교차한다.

2. Put 'em together and what have you got. bibbidi-bobbidi-boo(합치면 뭐가 나올까? 비비디바비디부~)

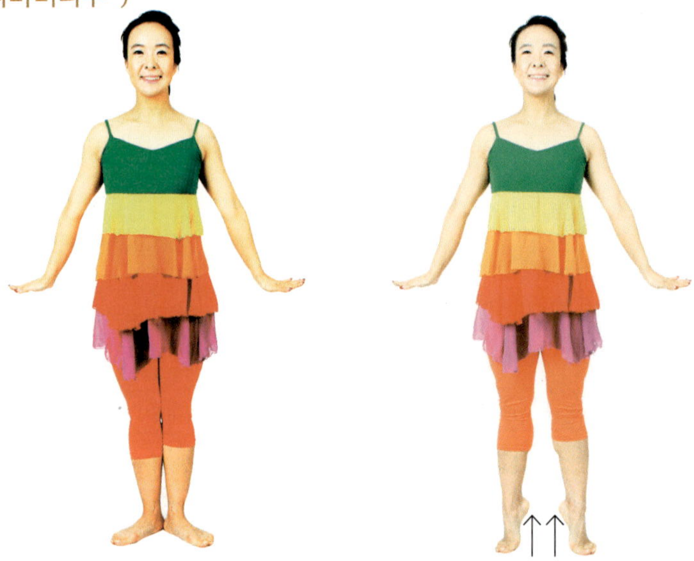

1~8 펭귄 손을 하고 옆으로 모둠 뛰기 하면서 발끝을 들었다 놓는다.

3. Salagadoola mechicka boola bibbidi-bobbidi-boo(살라가둘라 메치카 불라 비비디바비디부~)

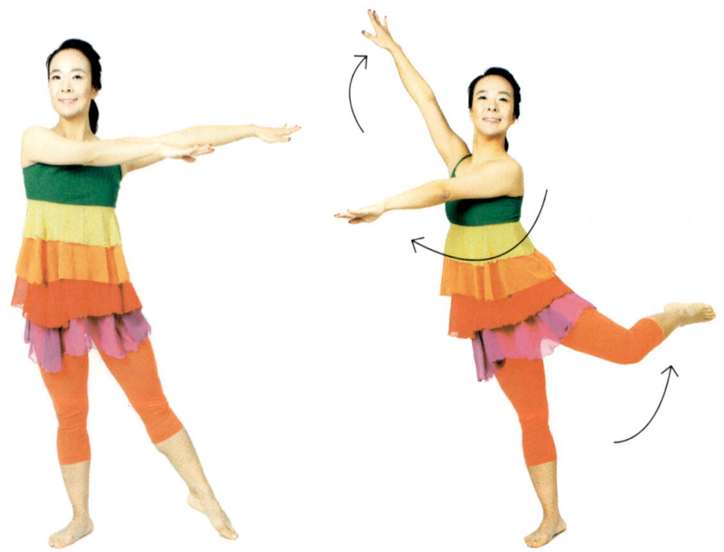

1~16 양 팔을 크게 휘돌리면서 옆으로 이동하며 한쪽 발을 들고 양팔을 위로 올린다. 오른쪽 왼쪽 8호간씩 이동한다.

4. It'll do magic believe it or not. bibbidi-bobbidi-boo.(믿는 안믿는 이게 마법이지. 비비디바비디부~)

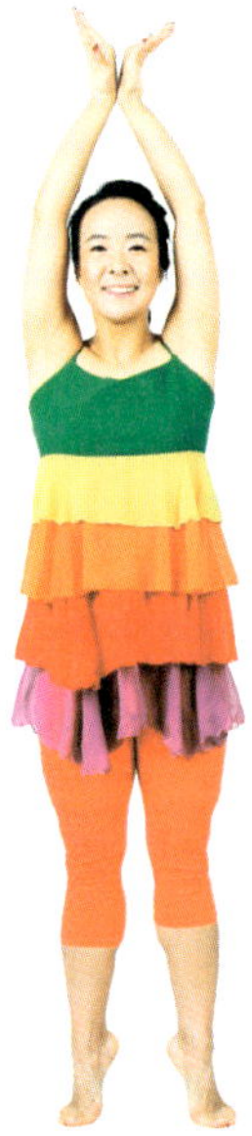

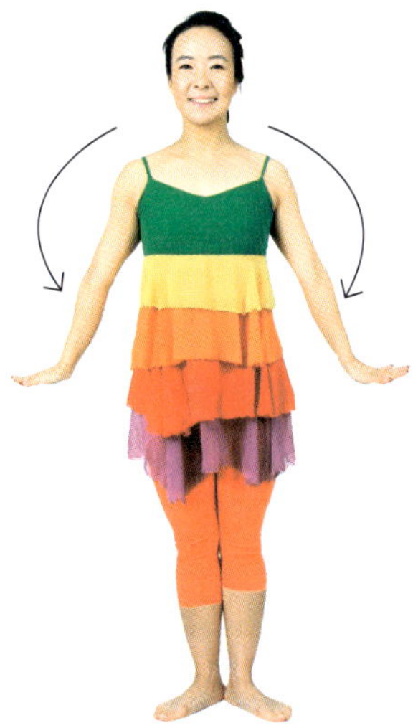

1~8 위로 올렸던 양팔을 한 팔씩 밑으로 내려서 펭귄 포즈로 만든다.

5. Salagadoola means mechicka booleroo(살라가둘라는 메치카불레루)

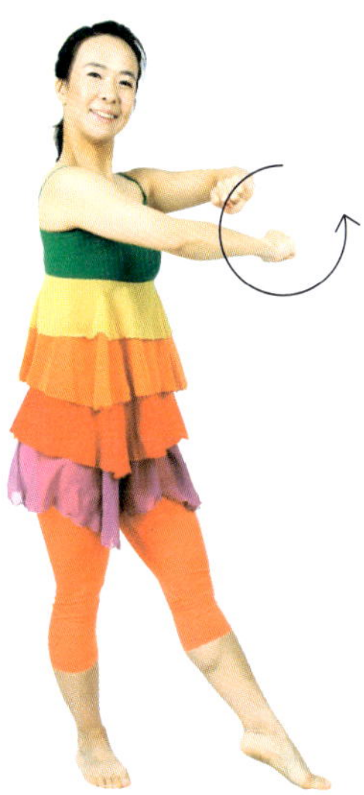

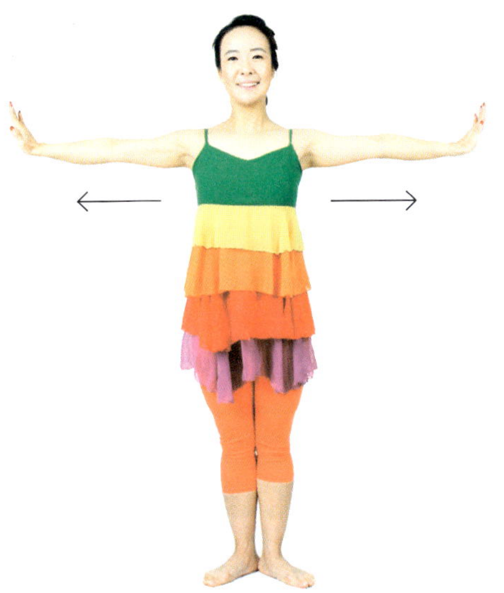

1~16 팔목을 크게 돌리면서 오른쪽 왼쪽을 이동한다.

6. Put 'em together and what have you gotbibbidi-bobbidi bibbidi-bobbidi bibbidi-bobbidi-boo(합치면 뭐가 나올까? 비비디바비디 비비디바비디 비비디바비디 부~)

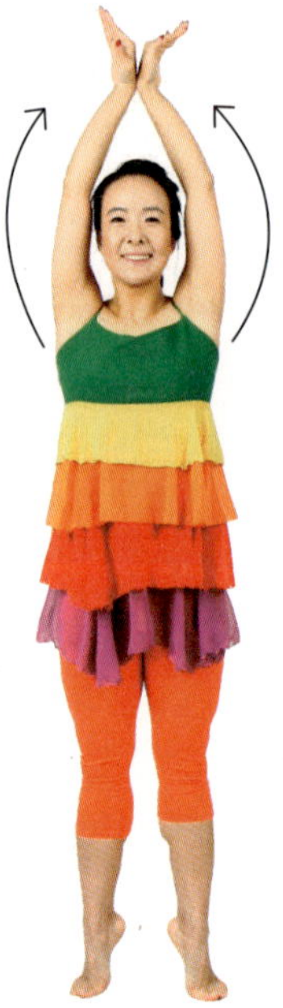

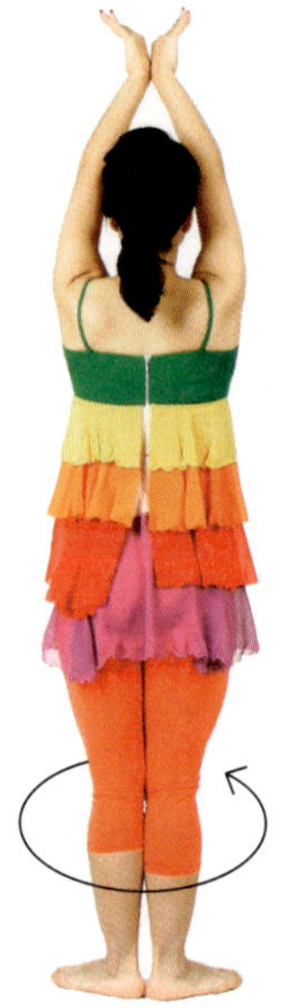

1~12 양팔을 밑에서 위로 올리면서 계속 돌다 뒤를 보고 끝낸다.
뒤를 보고 다시 처음 동작을 시작한다.

2. Finger Family(손가락 가족)

- 16count
- 4wall

동작 설명

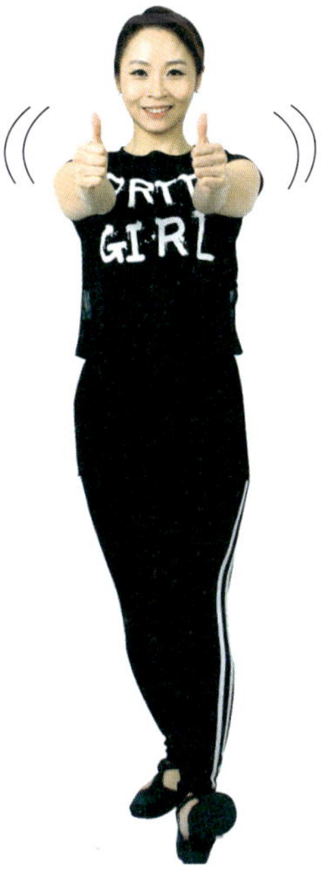

1. Daddy Finger Daddy Finger

엄지를 세운 뒤 팔을 뻗어 오른쪽 왼쪽으로 흔든다.

발동작은 오른손 왼손에 맞추어 앞으로 내민다.

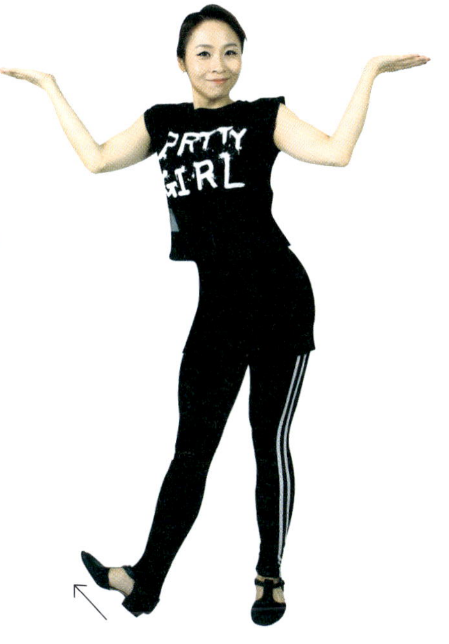

2. Where are you?

팔을 W(더블유)모양으로 굽히고 손바닥을 펴고 으쓱거린

발동작은 앞과 동일하게 오른쪽 왼쪽으로 앞으로 내밀며

3. Here I am Here I am

오른손 엄지손가락으로 자신을 가리키며 오른 발을 뻗어 몸을 틀고, 왼손 엄지손가락으로 자신을 가리키며 왼발을 뻗어 몸을 틀어준다.

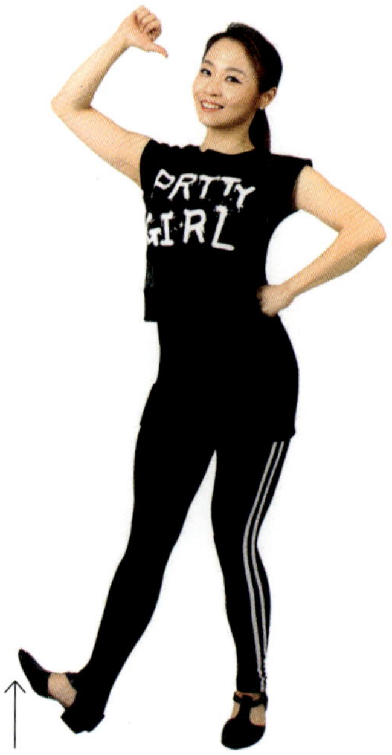

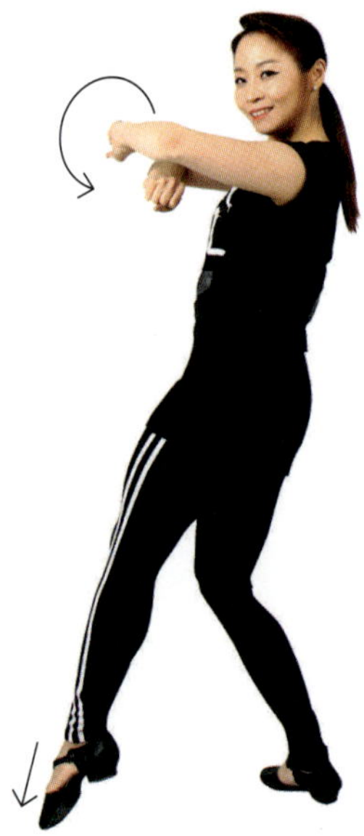

4. How do you do? (안녕하세요? 잘 지내셨나요?)

주먹으로 풍차를 돌리듯 몸 앞에서 작은 원을 돌리며 오른쪽으로 90도 회전한다.

지금까지의 동작을 라인으로 90도씩 돌아가면서 반복하고 전주가 나올 때에는 앞을 향해서 다리는 바인 스텝을, 팔은 둥글게 굴리며 4박에 박수친다.

3. Twinkle, Twinkle, Little Star(작은 별)

- 24Count
- 1wall

(전주)

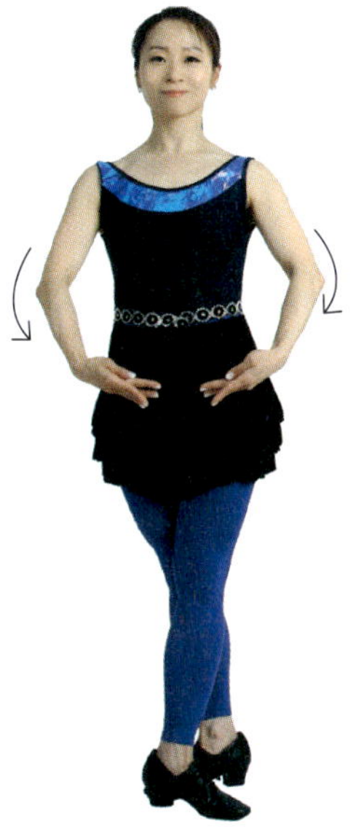

발레 레그 포지션 5번에 팔 준비 포지션을 취하고 기다린다.

Twinkle, Iwinkle, little star, (반짝반짝 작은 별)

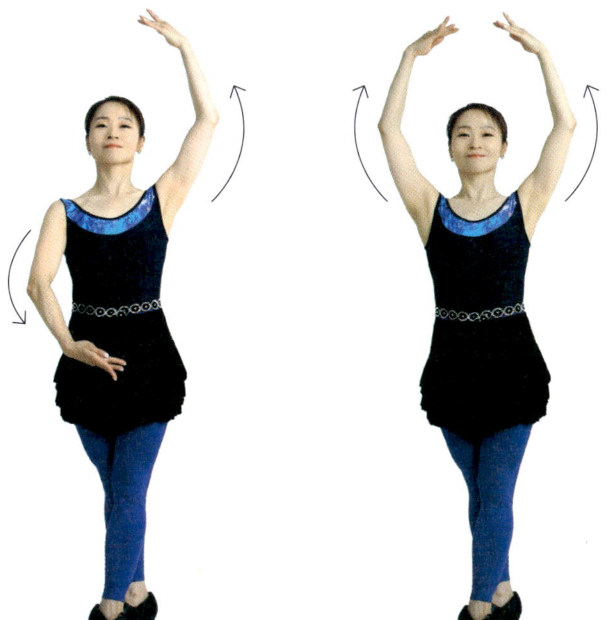

오른손부터 한 박자씩 바깥으로 손을 올려 앙오 포지션으로 만들어준다.

2. How I wonder what you are! (네가 누군지 정말 궁금해!)

왼손을 내리면서 플리에하며 시선을 팔꿈치를 향하게 한다.

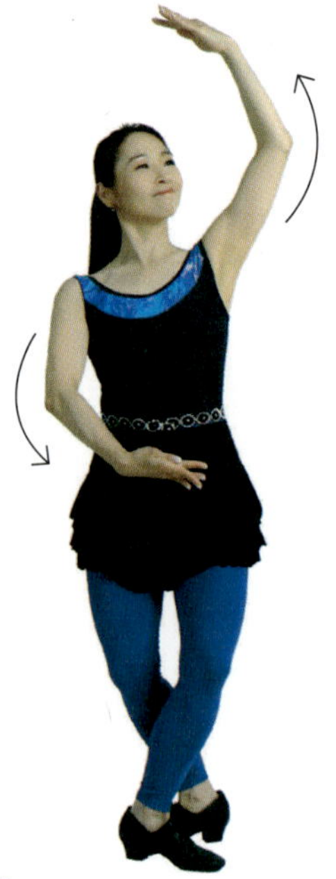

3. Up above the wonder so high, (세상 높이, 아주 높이,)

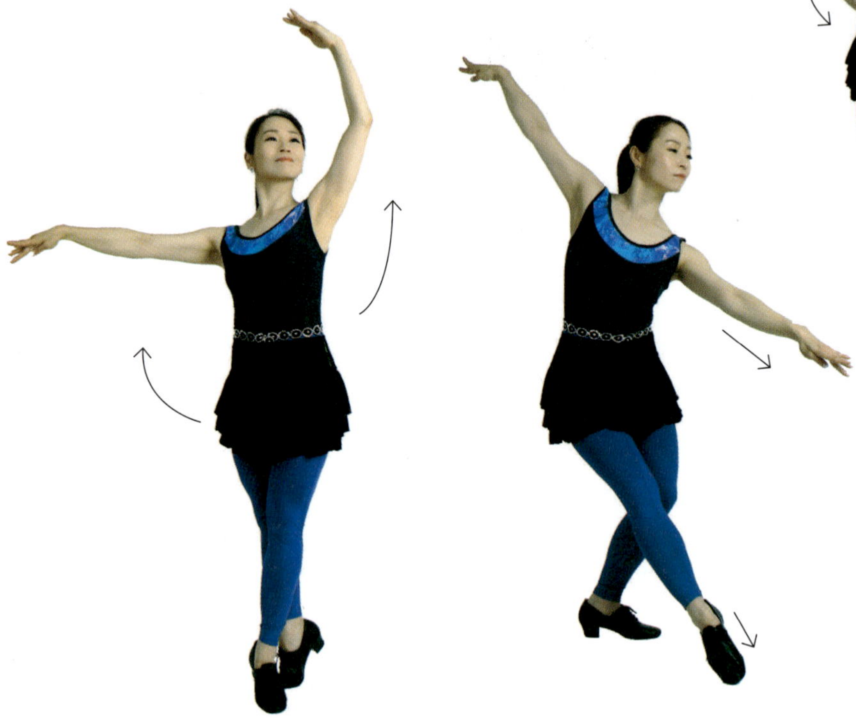

릴르베하면서 오른쪽으로 3번 팔 포지션으로 부레 동작을 하며 오른쪽으로 이동한다(1~4).

왼발을 앞으로 포인하며 플리에 포즈를 취한다 (5~8).

4. Like a diamond in the sky. (하늘의 다이아몬드처럼.)

④번 동작을 왼쪽으로 반복한다.

5. Twinkle twinkle little star, How I wonder what you are! (반짝 반짝 작은 별, 네가 누군지 정말 궁금해.)

②번,③번 동작을 반복한다. 다시 처음으로 돌아간다.

4. Splashing In The Bath (즐거운 목욕시간)

- A(1-2-1-4)-B(5-6-7-8-9)-B'(5-6-7-8-10)-A(1-2-1-4)
- 1wall

[A]

1. Splashing in the bath with my little rubber duck,(작은 고무 오리가 욕조 안에서 첨벙거려요.)

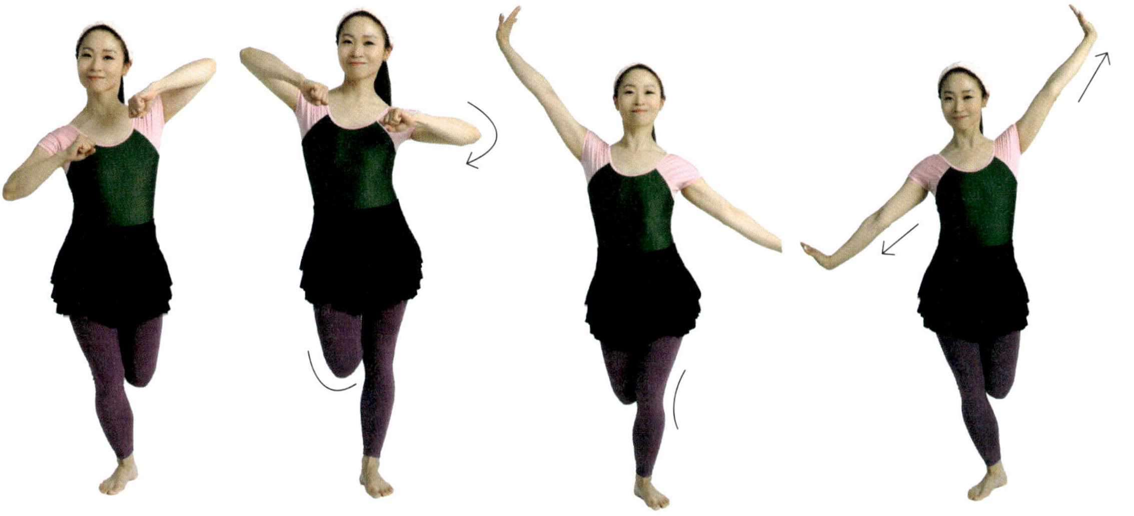

왼발부터 두 번씩 제자리에서 번갈아 뛴다. 이때 두 팔을 접어 가슴 앞으로 가져와 양 팔꿈치를 사선 위아래로 향하게 한다(1~4). 두 팔을 뻗어 손을 펴 위아래로 향하게 한다(5~8).

2. little rubber duck, little rubber duck. (작은 고무 오리, 작은 고무 오리)

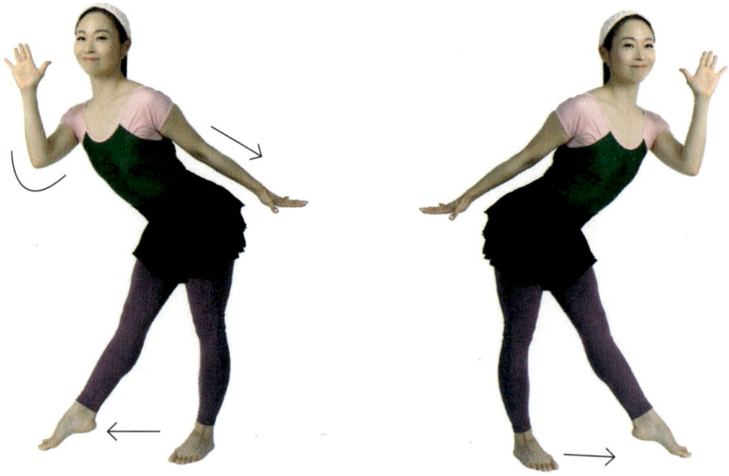

엉덩이를 뒤로 빼고 뒤뚱거리듯 왼쪽으로 한 걸음 딛고 오른발이 따라 간다(2번 반복). 왼손은 펼쳐서 얼굴 옆에 붙이고 오른손은 꼬리처럼 뒤로 뻗어 펼친다(1~4). 오른쪽으로 반복(5~8).

3. Splashing in the bath with my little rubber duck.(작은 고무 오리가 욕조 안에서 첨벙거려요.) 1번 동작 반복

4. He's my bath time friend. (고무 오리는 내 목욕 시간 친구죠.)

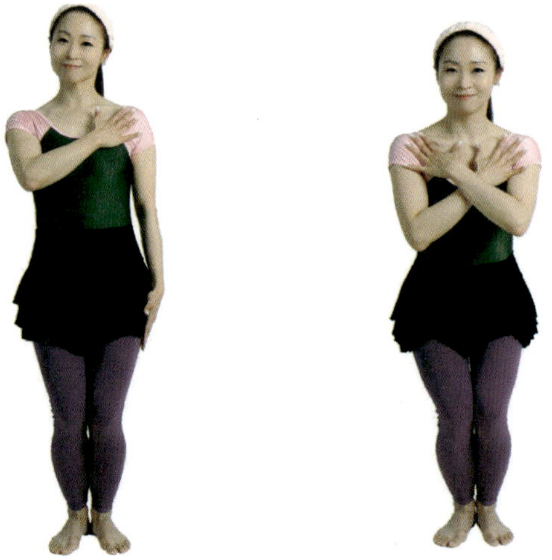

두 발을 모아 무릎을 2박에 1번씩 굽혔다 펴면서 오른손은 왼쪽 가슴에, 왼손은 오른쪽 가슴에 차례대로 포개어 올린다(1~4). 제자리에서 무릎을 굽히고 양쪽 어깨를 앞뒤로 가볍게 흔들어 준다(5~8).

[B]

5. He can splash, (그는 첨벙거릴 수 있어요.)

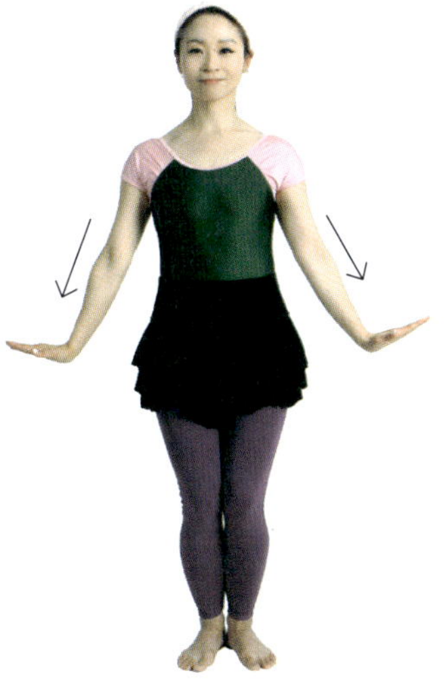
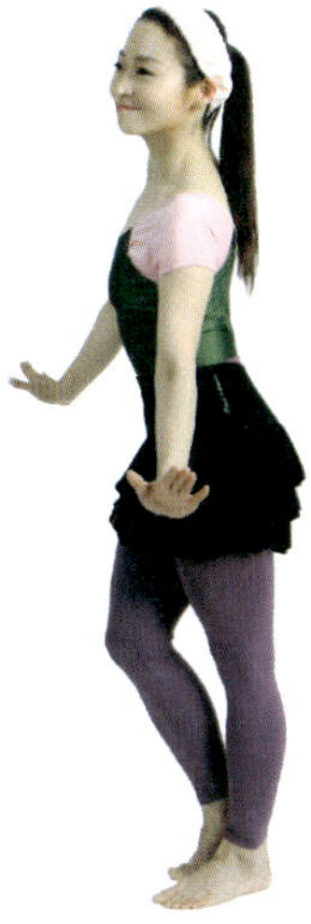

두 발을 모아 무릎을 굽혔다 폈다 반복하고 양팔은 양 옆으로 뻗어서 위 아래로 흔든다(1~4). 양 손은 내려서 양 옆으로 붙이고 뒤뚱거리면서 제자리에서 한 바퀴 돈다(5~8).

6. He can quack, (그는 꽥꽥 울 수 있어요.)

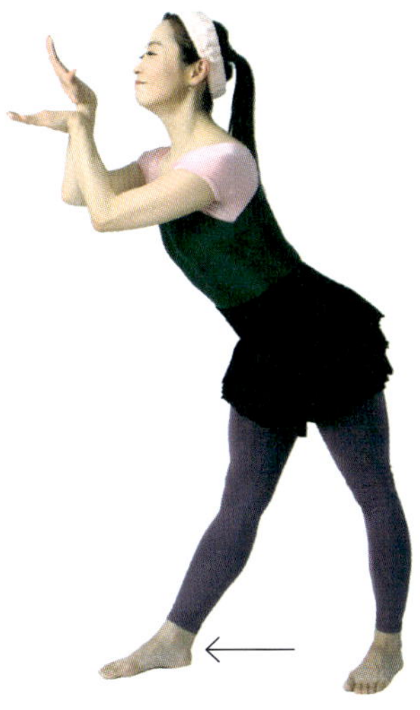

엉덩이를 뒤로 빼고 뒤뚱거리듯 왼쪽으로 한 걸음 딛고 오른발이 따라 간다. 두 손은 얼굴 앞에서 포개었다 벌리며 오리 흉내를 낸다.(2번 반복). 오른쪽 2번 반복(1~8)

7. He can make some bubbles. (그는 거품들을 만들 수 있어요.)

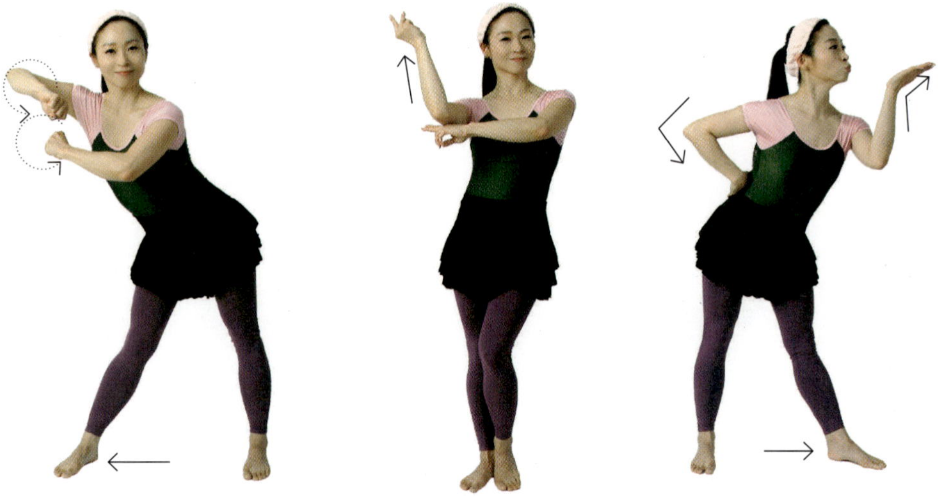

왼쪽 다리를 옆으로 놓으면서 엉덩이를 반대편으로 빼고 상체는 왼쪽 앞으로 기울인다. 양손은 가볍게 주먹을 쥐고 두 팔을 접어 가슴 앞으로 가져와서 서로 휘돌린다(1~3). 몸을 세우며 오른발을 왼발에 가지고 와서 찍고, 왼손을 들어 핑거팁하고 오른손으로는 왼쪽 팔꿈치를 받친다.(4) 왼발을 뒤로 놓으면서 엉덩이를 빼고 상체를 오른쪽 앞으로 기울인다. 왼손은 허리에 두고 오른손은 바닥을 위로 펼쳐 얼굴 앞으로 가져온다(5~7). 몸을 세우며 왼발을 다시 가져와 몸을 세우로 양 손은 허리 뒤에 둔다(8).

8. I can splash, I can quack, quack, quack, quack, I can make some bubbles.(난 첨벙거릴 수 있어요. 난 꽥꽥 울 수 있어요. 난 거품들을 만들 수 있어요.)

⑤~⑦번 동작 반복

9. Splashing in the bath with my little rubber duck, little rubber duck, little rubber duck. Splashing in the bath with my little rubber duck. He's my bath time friend.

①~④번 동작 반복. 끝.

5. Incy wincy spider(아주 작은 거미)

우리에게 '거미가 줄을 타고 올라갑니다~'라는 가사로 친숙한 동요의 영어버전이다. "The Incy wincy spider"는 아주 작은 거미를 뜻하며, 거미가 거미줄을 오르내리는 모습을 묘사한 가사를 반복하는 동요이다.

"The Incy wincy spider"는 위의 가사를 총 4번 반복하고 있다. 따라서 춤을 출 때 같은 동작을 4번 반복하면 된다.

- 32 count
- 2 wall

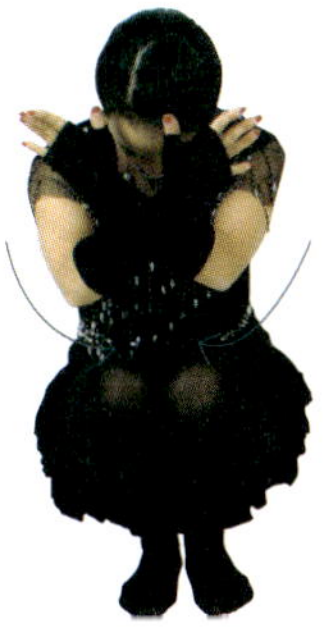

(전주)

양손을 허리에 대고 박자에 맞추어 위 아래로 움직인다.
노래가 시작하기 직전에 쪼그려 앉는다.

1. Incy wincy spider went up the water spout
(아주 작은 거미가 물웅덩이를 타고 올라가요)

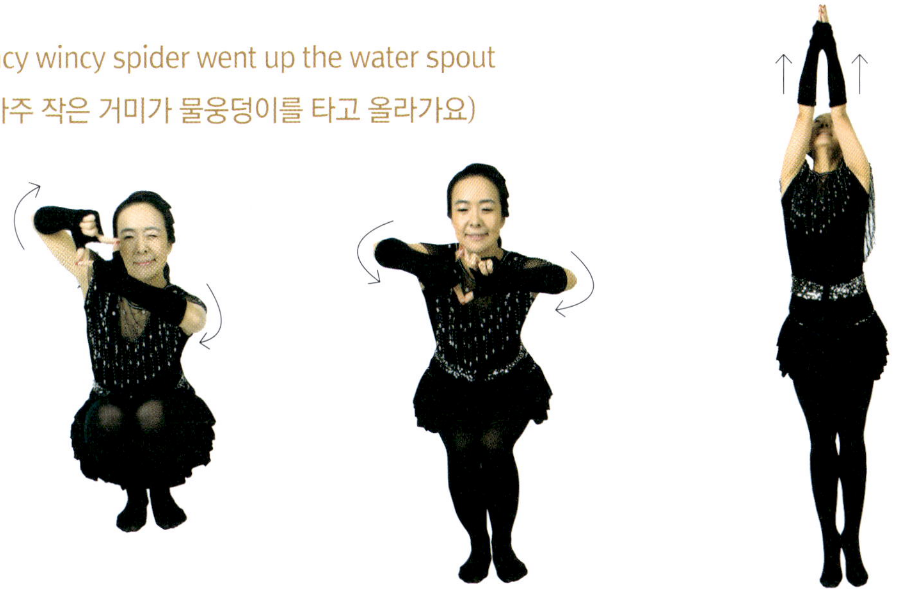

쪼그려 앉았다가 점점 일어나면서 오른손 엄지와 왼손 검지, 오른손 검지와 왼손 엄지가 서로 맞닿게 해서 사각형이 되도록 한다. 이 사각형 3번 반복한다.양 손바닥을 맞닿게 하여 두 팔을 높이 든 다음, 발뒤꿈치를 살짝 올렸다가 내린다. 그리고나서 오른쪽으로 한 바퀴 돈다.

2. Down came the rain and washed the spider out (비가 많이 내려서 거미가 씻겨 내렸어요)

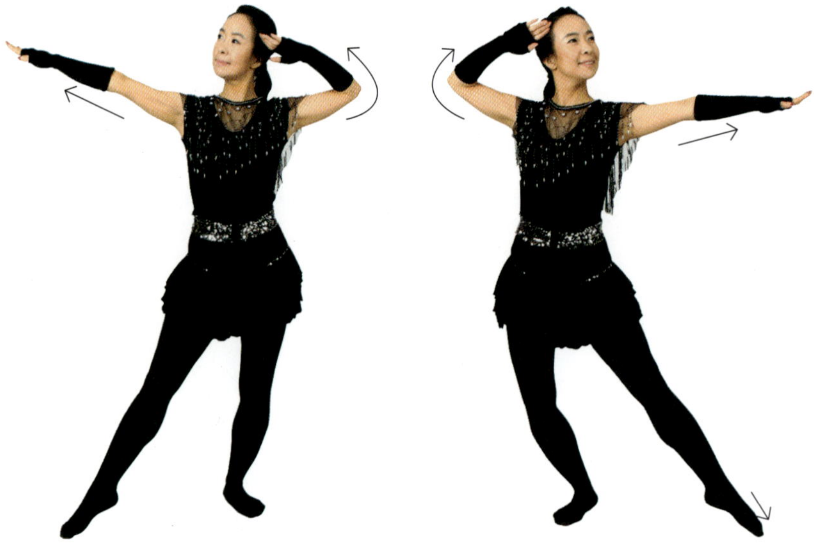

왼손을 머리위에 얹고 오른팔을 뻗는다. 이때 오른발도 옆으로 뻗는다. 시선은 오른손 끝을 본다. 이 동작을 방향을 바꿔가며 4번 반복한다. 뻗는 쪽은 오른쪽-왼쪽-오른쪽-왼쪽 순서대로 한다.

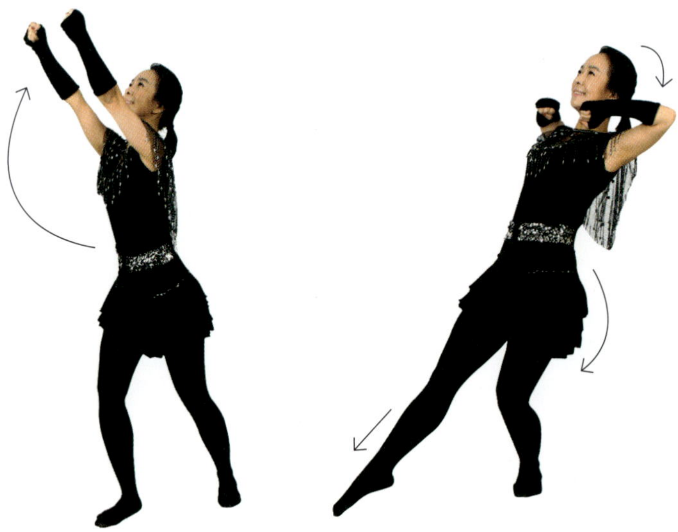

오른쪽 왼쪽 노 젓는 모양을 하면서 8박자를 한다.

3. Out came the sun and dried up all the rain (햇님이 나오고 비가 마르자)

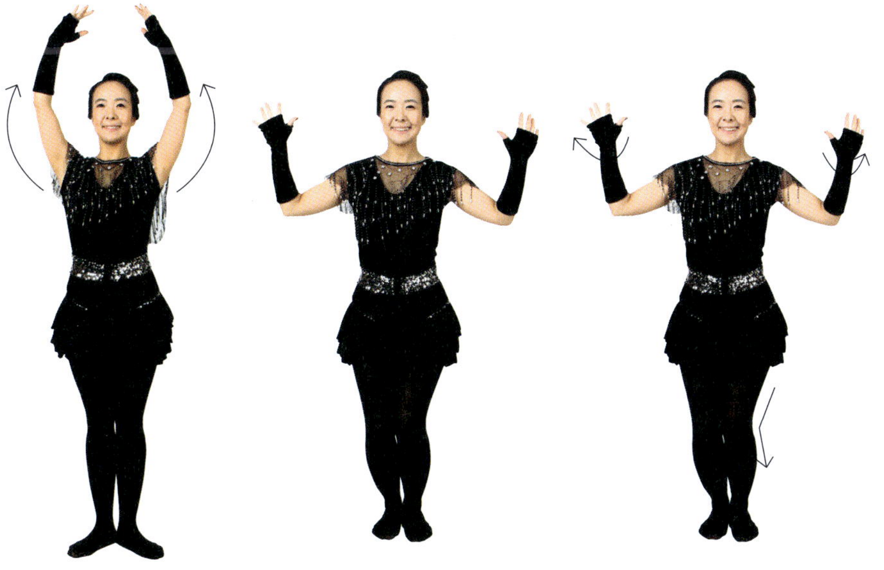

두 손을 모아 가슴위에 얹는다. 그 다음 양팔을 위로 뻗으며 둥그런 해 모양을 표현하듯 원을 만든다. 손을 반짝반짝 모양을 만들며 그대로 주저앉는다.

4. So the incy wincy spider climbed up the spout again(아주 작은 거미가 다시 물웅덩이를 타고 올라가네요)

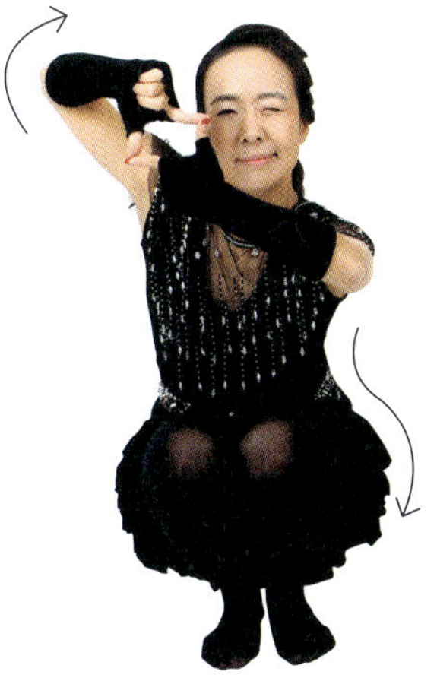

지금까지 한 동작을 반 바퀴 돌아서 반복한다.

6. Y.M.C.A

[Part A]

1. Young man, there's no need to feel down. I said~ (젊은 친구, 우울할 필요 없어.)

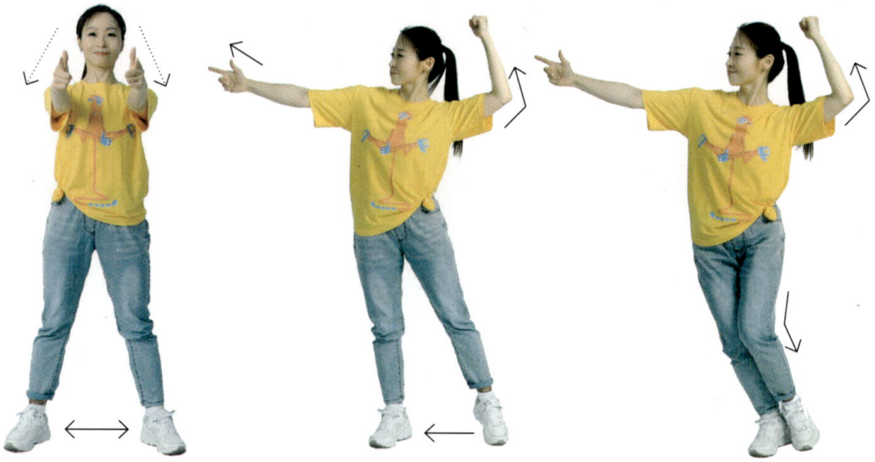

양 발을 벌려 정면을 바라본다. 양 팔은 앞으로 나란히 뻗어 정면을 가리킨다(1~4).

시선을 왼쪽으로 향하여 왼발을 옆으로, 오른발을 왼발 옆으로 가져가며 두 걸음 진행. 왼팔은 진행 방향을 가리키며 뻗고 오른팔은 머리 뒤에서 원을 그린다(5~8).

2. Young man, pick yourself off the ground. I said~ (젊은 친구, 다시 잘하면 돼.)

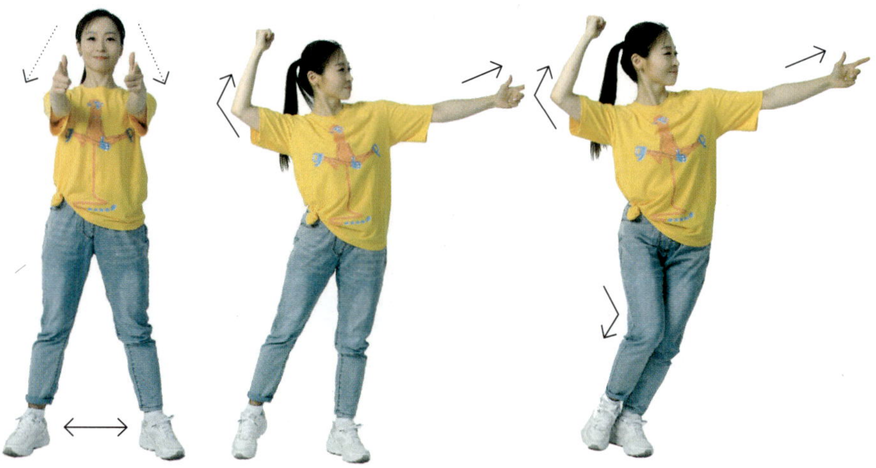

①번 동작을 오른쪽 방향으로 진행하며 실시.

3. Young man, cause you're in a new town.(젊은 친구, 넌 이제 새로운 마을에 왔으니까)

①번 동작을 정면 방향으로 진행하며 실시.

4. There's no need to be unhappy. (슬퍼할 필요가 없어.)

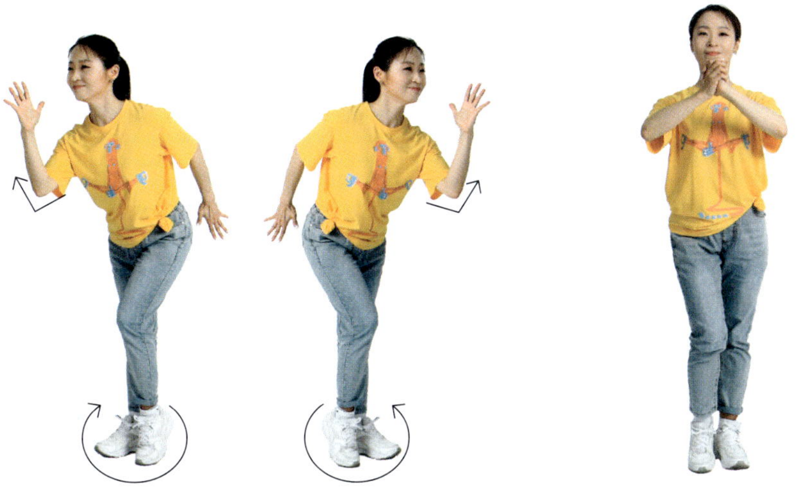

상체와 무릎을 굽혀 오른발을 왼발에 찍으며 양쪽 팔꿈치를 직각으로 접어 왼손은 얼굴 앞, 오른손은 엉덩이 뒤에 두고 손바닥을 활짝 편다. 찍는 발과 손의 앞뒤 위치를 서로 바꾸면서 시선은 왼쪽 앞 대각선, 정면, 오른쪽 앞 대각선, 정면을 바라본다(1~4). 정면을 바라보며 박수 두 번(5~6).

5. Young man, there's a place you can go(젊은 친구, 네가 갈 수 있는 곳이 있어)
I said, young man, when you're short on you dough (젊은 친구 네가 돈이 부족할 때면)
You can stay there, and I'm sure you will find many ways to have a good time.(네가 거기(Y.M.C.A)에 가면 내가 장담하건데 좋은 시간을 보낼 방법이 많을거야.)

Part A ①~④번 동작 반복

6. (경음악 비트)1.2.3.4.5. It's fun to stay at the~(Y.M.C.A에 있는 건 즐거워.)

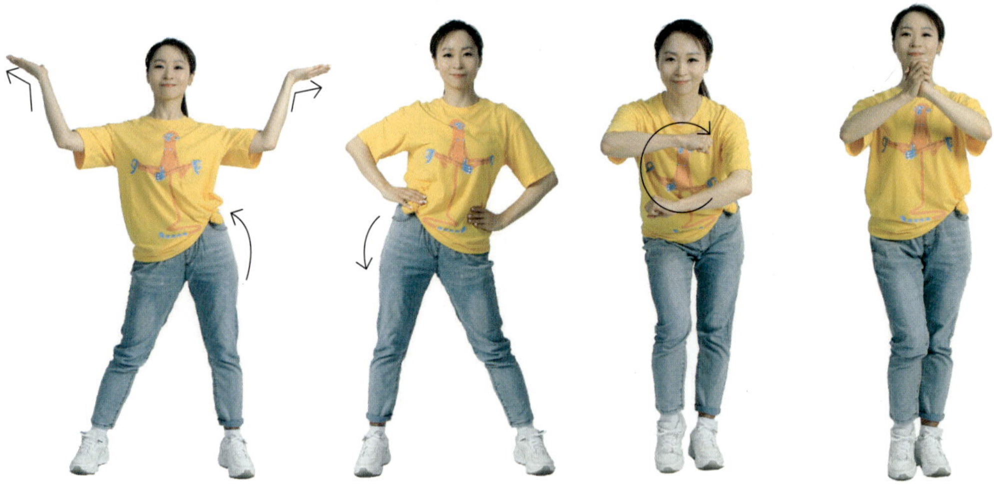

왼발과 왼팔을 왼쪽 옆, 오른발과 오른팔을 오른쪽 옆으로 열면서 딛는다(1~2). 왼발은 제자리 스텝, 왼손은 왼쪽 허리에 가져오고, 오른발은 제자리 스텝, 오른손은 오른쪽 허리에 가져온다(3~4). 양다리를 모으고 두팔을 몸 앞에서 휘돌리고(5~6) 가슴 앞에서 박수 두 번(7~8).

[Part B]

1. Y.M.C.A. It's fun to stay at the~ (Y.M.C.A에 있는 건 즐거워.))

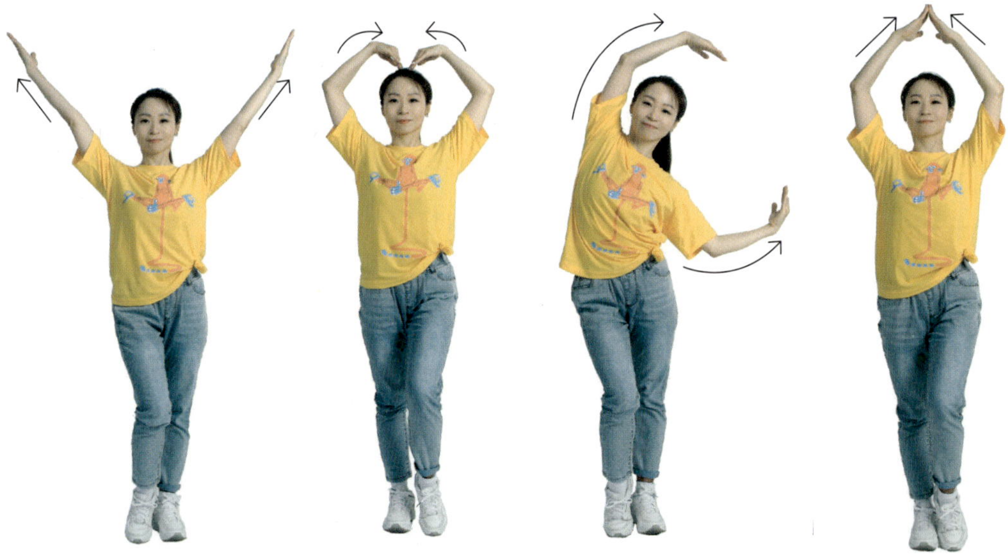

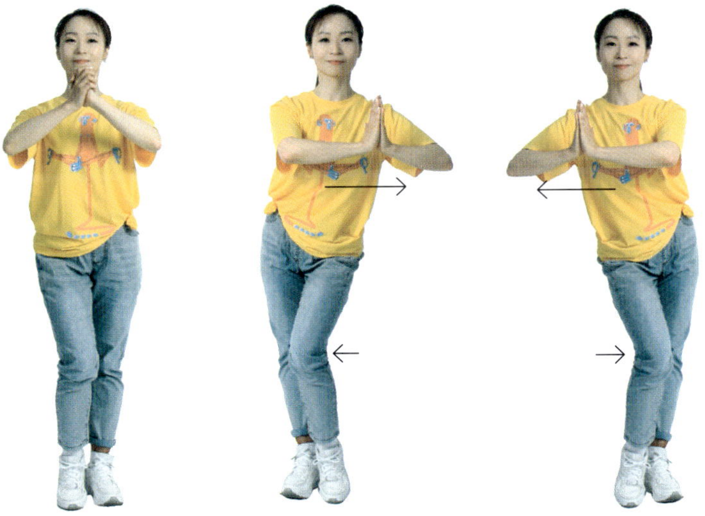

양발은 모아서 왼발부터 번갈아 찍으면서, Y.M.C.A 알파벳을 상징하는 포스쳐(1~5).
두 손을 맞잡아 가슴 높이로 내리고(6) 왼쪽으로 보냈다가 오른쪽으로 보낸다(7~8).

2. Y.M.C.A.– ①동작 반복

3. They have everything for young men to enjoy.

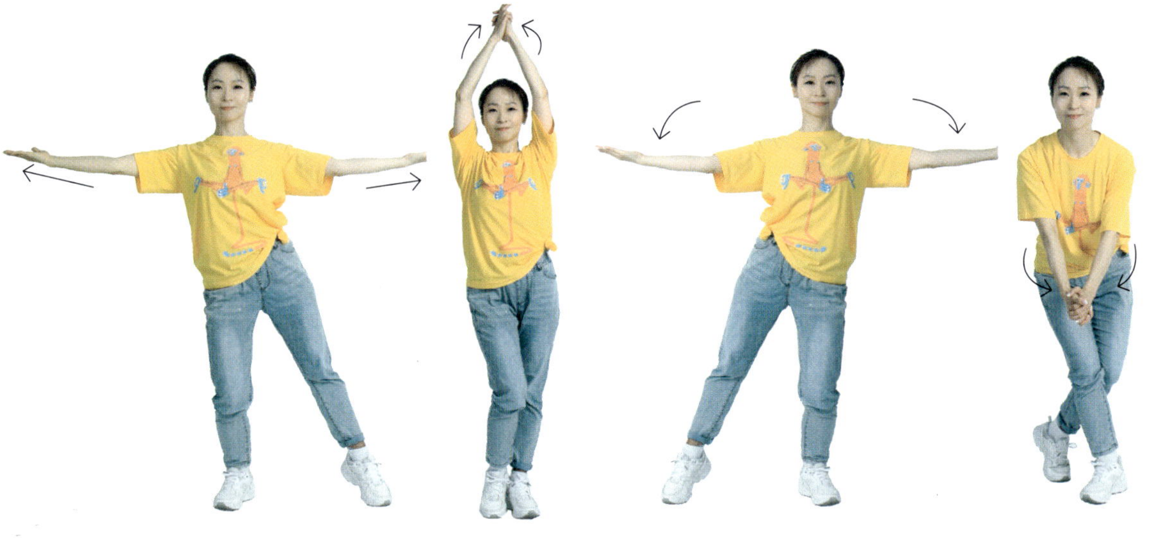

왼쪽 방향부터 발을 옆으로 딛고 양팔을 옆으로 활짝 펼쳤다가 반대발을 가져오고 양손을 머리 위에서 크게 박수를 친다. 같은 동작을 오른쪽으로 반복(1~4). 왼쪽 방향부터 발을 옆으로 딛고 양팔을 옆으로 활짝 펼쳤다가 반대발을 뒤로 가져오고 양손을 허리 아래에서 크게 박수를 친다. 같은 동작을 오른쪽으로 반복(5~8).

4. You can hang out with all the boys. It's fun to stay at the~

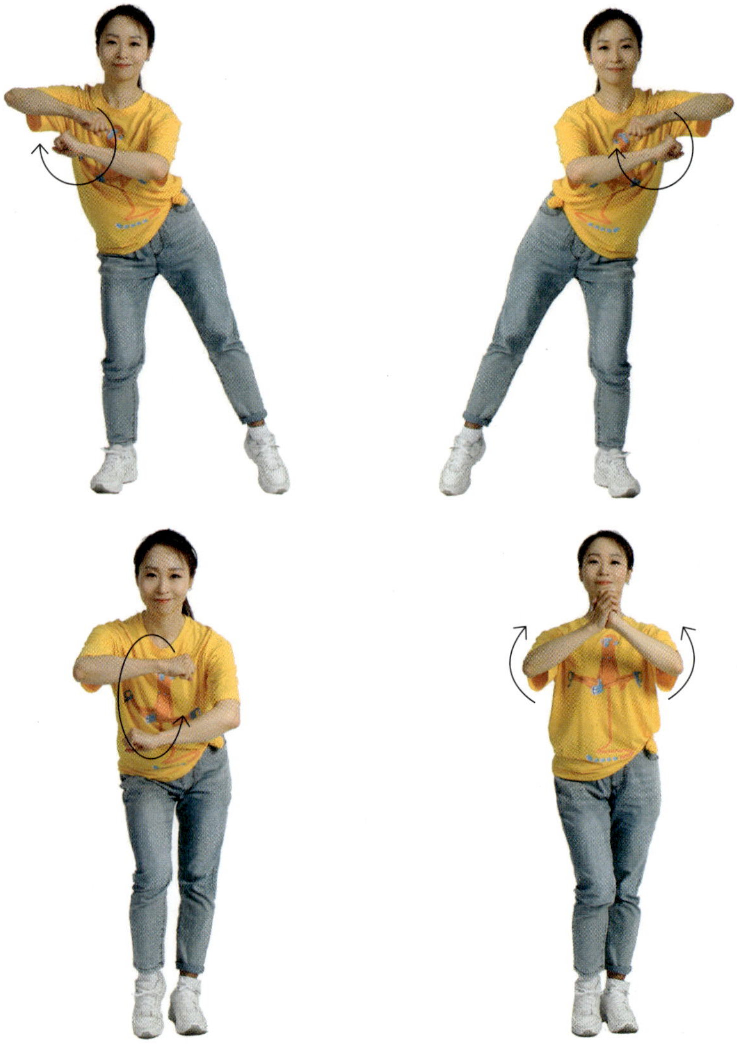

왼발 오른발에 번갈아 체중을 실으면서 양팔은 팔꿈치를 굽혀서 몸 앞에서 휘돌린다(1~4). 양발을 모아 몸 앞에서 양팔을 휘돌리고(5~6) 가슴 앞에서 박수 두 번(7~8).

5. Y.M.C.A. It's fun to stay at the Y.M.C.A.
You can get yourself clean, you can have a good meal.
You can do whatever you feel.

Part B ①~④번 동작 반복

7. Santa claus is coming to town (산타할아버지 우리 마을 오시네)

- 64count
- 1wall

전주(8박)

1. You better watch out You better not cry Better not pout. (울면 안돼. 울면 안돼. 산타할아버지는 우는 애들에게 선물을 안주신대.)

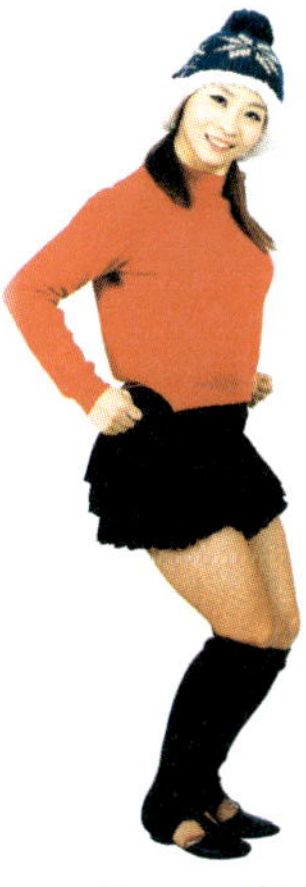
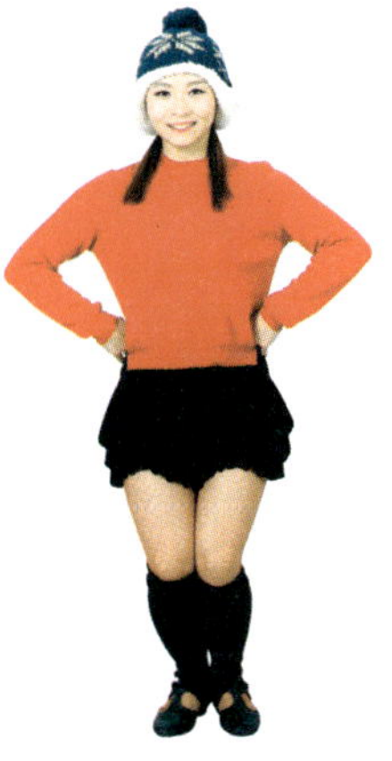

2. Santa Claus is coming to town(오늘 밤에 다녀가신대).

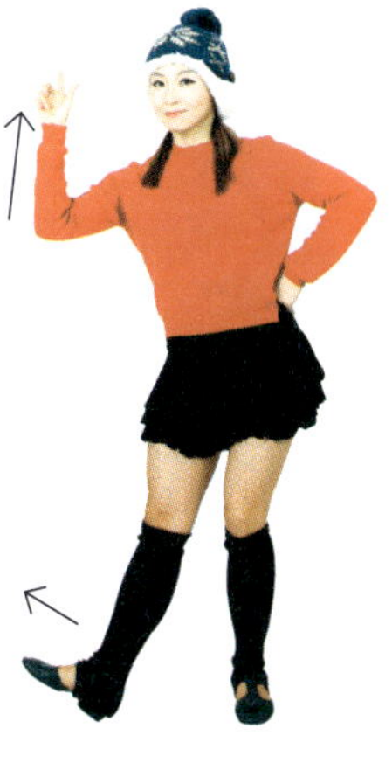
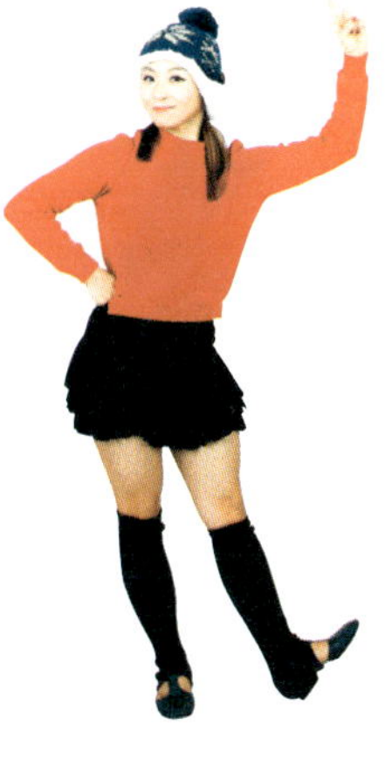

처음 4박자에는 손을 옆구리에 둔 상태로 2박자씩 왼손-왼발, 오른손-오른발을 차례로 허공을 가르키는 자세를 취한다. 반복한다. (16박자)

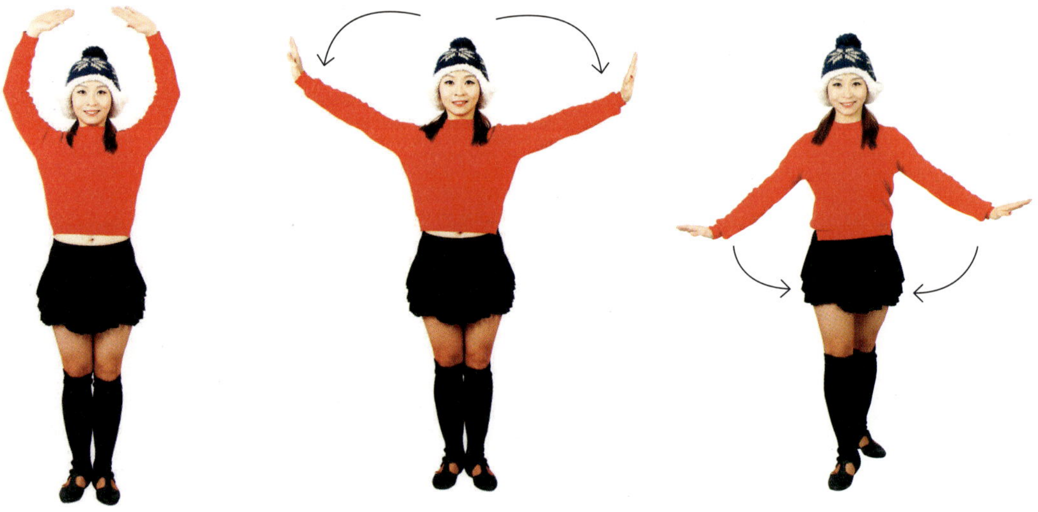

3. He's making a list And checking it twice.(산타할아버지는 알고 계신데)

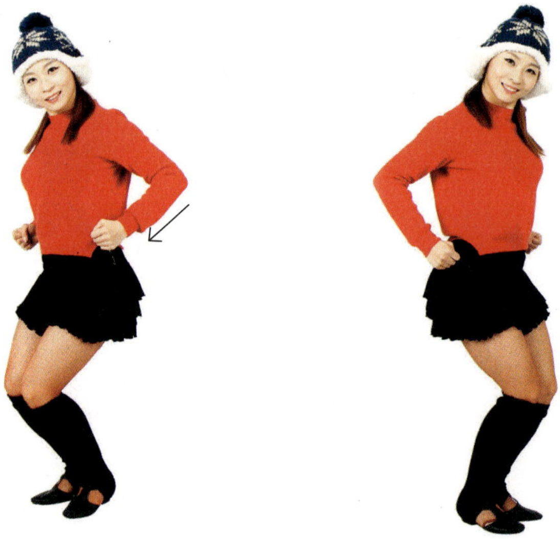

처음 4박에서 왼쪽 위부터 오른쪽 아래로 두 팔을 크게 내리꽂는 동작과 동시에 다리는 한걸음씩 제자리걸음을 한다.

4. Gonna find out Who's naughty and nice(누가 착한 앤지 나쁜 앤지).

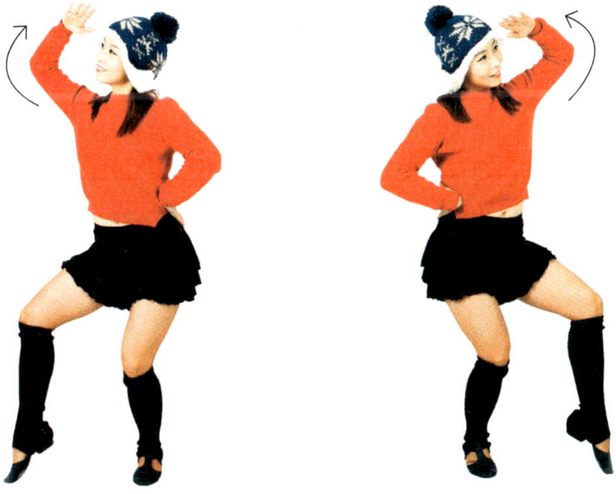

왼쪽, 오른쪽 두 방향에서 차례대로 두리번두리번 거리며 무언가를 찾는 동작을 한다.

5. Santa Claus is coming to town(오늘 밤에 다녀가신대).

3과 유사하지만 걷는 제스처를 제자리에서 한 바퀴 도는 것으로 바꾸어 진행한다.

6. He sees you when you're sleeping He knows when you're awake.(잠잘 때나 일어날 때 짜증낼 때 장난할 때도)

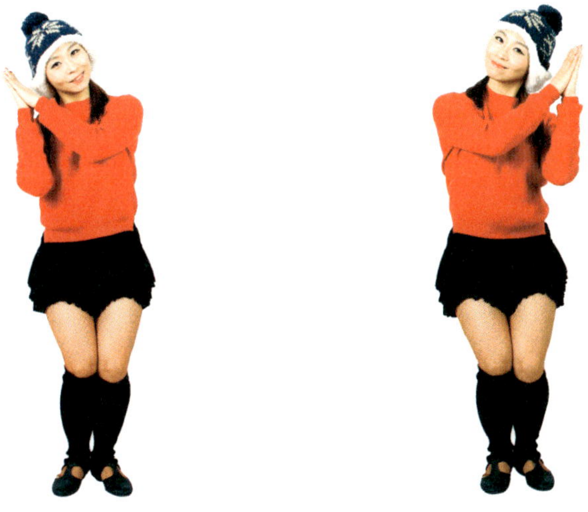

멜로디가 달라지는 시점으로 처음 4박은 왼쪽으로 팔과 다리를 쭉 뻗었다가 오른쪽으로 반스텝 와서 자는 제스처를, 다음 4박은 오른쪽으로 쭉 뻗었다가 왼쪽으로 반스텝 와서 기지개를 펴는 제스처를 취한다.

7. He knows if you've been bad or good So be good for goodness sake(산타할아버지는 모든 것을 알고 계신대.)

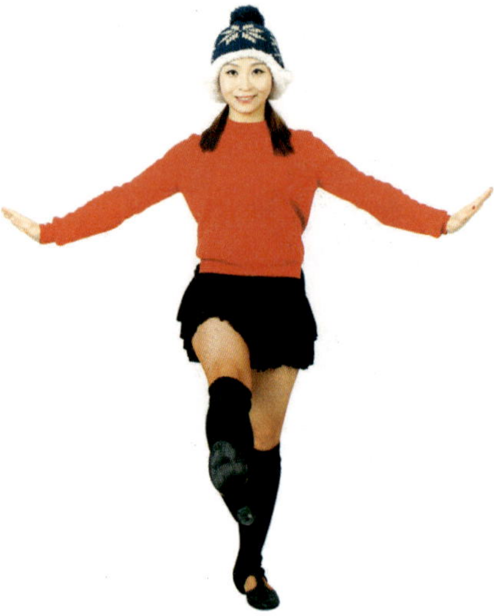

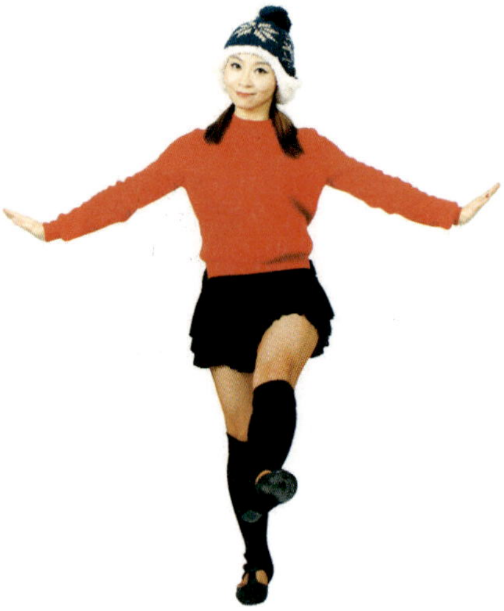

팔을 앞으로 진행함과 동시에 몸의 전체적인 방향과 손을 정면 위쪽으로 4박 진행하고 정면 아래쪽으로 4박 뒷걸음질 치는 동작으로 다소 단순화하였다.

8. O You better watch out You better not cry / Better not pout I'm telling you why / Santa Claus is coming to town

1~3동작을 반복한다.

chapter 3

댄스스포츠 라인댄스

1. 자이브(Jive)

1927년경 뉴욕의 할렘이란 흑인 거주지에서 재즈 음악의 일종인 스윙 리듬에 맞추어 처음으로 추어진 춤이다. 1936년경 전 미국을 휩쓸 정도로 인기가 절정에 달했다. 제2차 세계대전 중 G.I(미국 직업 군인)들에 의해 유럽에 퍼졌고 세계 대전이 끝날 때까지 놀랄만한 인기는 계속되었다.

4/4박자로 둘째와 넷째 박자에 악센트가 있으며 1분에 40~46소절의 템포이다. 라틴 댄스 5종목 가운데 가장 Ball balance를 필요로 하는 춤으로써 Chasse basic으로 빠른 음악을 소화할 수 있는 것이 특징이다.

1) 자이브 1

- 작품길이: 56count
- 형식: 4wall
- 수준: 초급

〈록 스텝 & 샤세〉

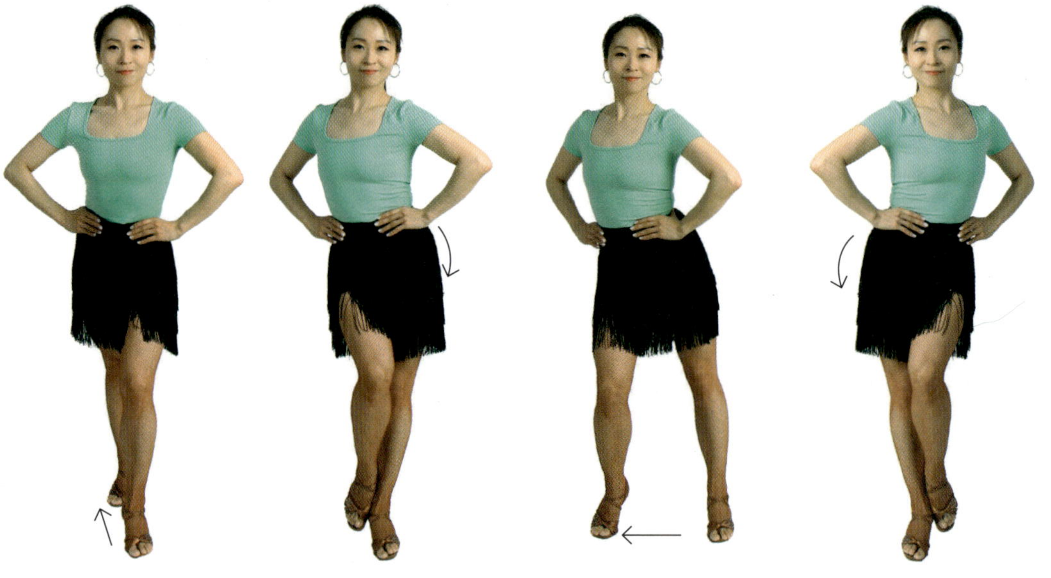

1 오른발 뒤로 록 스텝—왼발 제자리 체중 이동—오른발 옆으로 샤세(1 2 QaQ).

2 왼발 뒤로 록 스텝—오른발 제자리 체중 이동- 왼발 옆으로 샤세(1 2 QaQ).

3 ①~②번 반복.

〈록 스텝 & 포워드 샤세/ 백워드 샤세〉

4 오른발 뒤로 록 스텝—왼발 제자리 체중 이동—오른발 전진 샤세(1 2 QaQ).

5 왼발 앞으로 스텝—오른발 제자리 체중 이동—왼발 후진 샤세(1 2 QaQ).

6 ④~⑤번 반복.

〈체인지 오브 핸드 비하인드 백(여성)〉

7 오른발 뒤로 록 스텝—왼발 제자리 체중 이동—오른발 전진 샤세 오른쪽 ½ 턴—왼발 옆으로 샤세(1 2 QaQ QaQ).

8 ⑨번 반복.

〈록 스텝 & 샤세〉

9 ⑤오른발 뒤로 록 스텝—왼발 제자리 체중 이동—오른발 옆으로 샤세(1 2 QaQ).

〈자이브 베이직 남성〉

10 ⑥ 왼발 뒤로 록 스텝—오른발 제자리 체중 이동—왼발 옆으로 샤세—오른발 옆으로 샤세(1 2 QaQ QaQ).

11 ⑦ ⑥번 반복.

〈체인지 오브 핸드 비하인드 백(남성)〉

12 ⑧ 왼발 뒤로 록 스텝—오른발 제자리 체중 이동—왼발 전진 샤세 왼쪽 ½ 턴—오른발 옆으로 샤세(1 2 QaQ QaQ).

13 ⑨ ⑧번 반복.

〈자이브 베이직 무브먼트〉

14 ⑩ 왼발 뒤로 록 스텝—오른발 제자리 체중 이동—좌회전 ¼ 턴 왼발 옆으로 샤세(1 2 QaQ QaQ).

15 ⑪ ①번부터 반복.

2) 자이브 2

- 작품길이: 82count
- 형식: 2wall
- 수준: 중급

〈자이브 베이직 무브먼트(여성)〉

1 오른발 뒤로 록 스텝—왼발 제자리 체중 이동—오른발 옆으로 샤세—왼발 옆으로 샤세(1 2 QaQ QaQ).

2 1번 반복.

〈다이아몬드 스텝〉

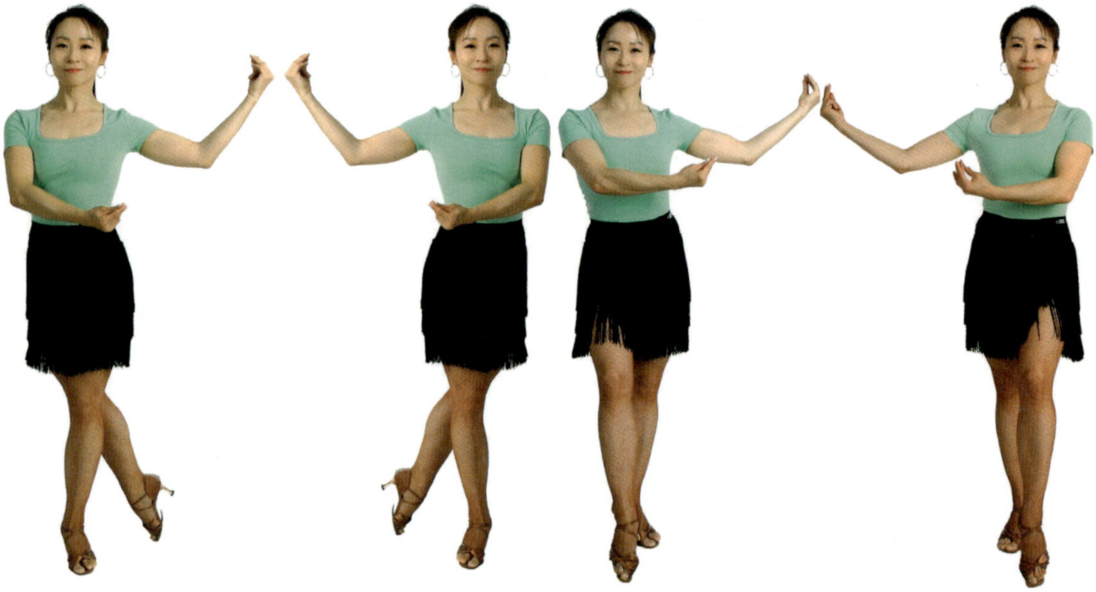

3 오른발 뒤로 록 스텝—왼발 제자리 체중 이동(1 2).

4 오른발을 왼쪽 앞으로 비스듬히—왼발을 오른쪽 앞으로 비스듬히—오른발을 오른쪽 뒤로 비스듬히—왼발을 왼쪽 뒤로 비스듬히(Q Q Q Q).

5 ④번을 3회 반복.

〈토 힐 스위블〉

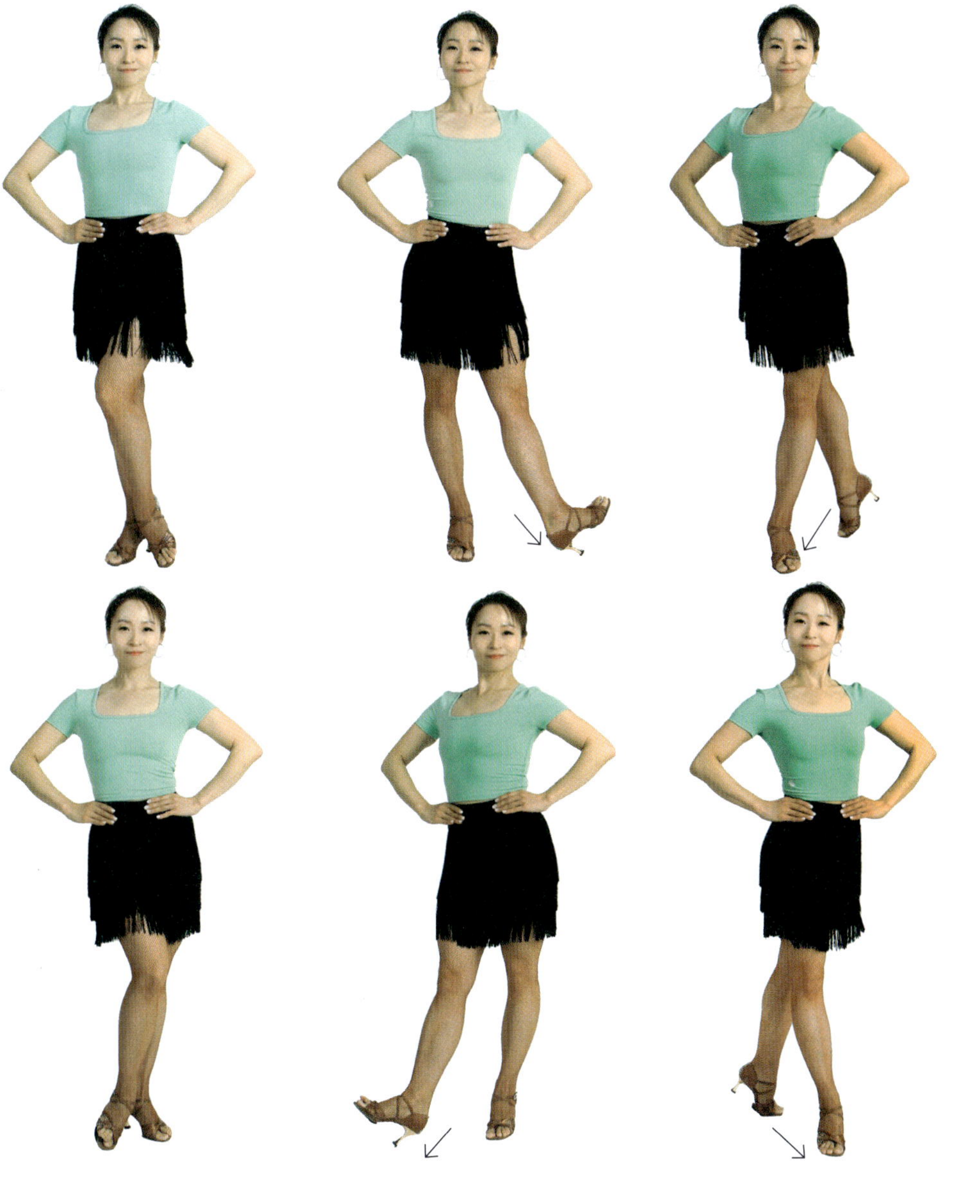

6 오른발 뒤로 록 스텝—왼발 제자리 체중 이동(1 2).

7 오른발 토를 왼발에 모으며 바닥을 찍고-오른발 힐을 바닥에 대며 옆으로 다리를 열어주고-오른발을 왼발 앞으로 가져와 전진하며 체중을 이동(Q Q S)-왼발 토를 오른발에 모으며 바닥을 찍고-왼발 힐을 바닥에 대며 옆으로 다리를 열어주고-왼발을 오른발 앞으로 가져와 전진하며 체중을 이동(Q Q S).

8 7번 동작을 빠르게 반복(Q Q Q Q Q Q).

〈자이브 샤세〉

9 백워드 샤세 4번(오른-왼-오른-왼)(QaQ QaQ QaQ QaQ). 4번째 샤세는 오른쪽으로 ¼ 턴하여 사이드 샤세.

10 오른발 뒤로 록 스텝-왼발 제자리 체중 이동-전진 샤세 4번(오른-왼-오른-왼)(1 2 QaQ QaQ QaQ QaQ)

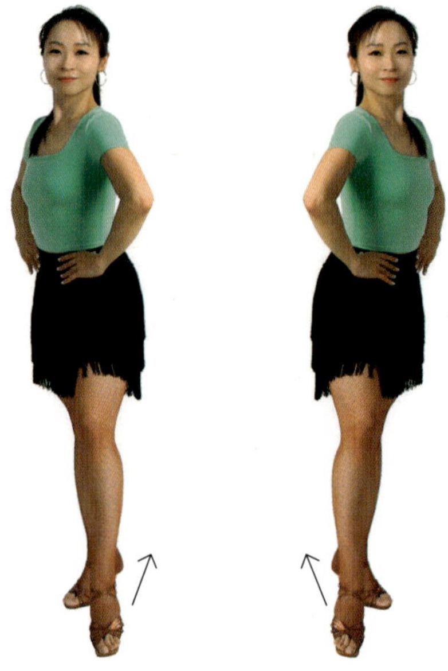

〈플릭 & 브레이크〉

11 왼발을 가볍게 차고-오른발 옆에 왼발을 모으고-오른발을 가볍게 차고-왼발 옆에 오를ㄴ발 모으고(Q Q Q Q).

12 왼발 앞으로 체중 이동(Q Q Q)-체중일부를 오른발에 옮기고(a)-왼발로 체중 이동(Q).
⑨⑧번 반복.

〈자이브 샤세(옆으로)〉

13 오른발 옆으로 샤세—오른쪽으로 ½ 턴 왼발 옆으로 샤세(QaQ QaQ).

14 오른발 뒤로 록 스텝-왼발 제자리 체중 이동-오른발 옆으로 샤세 4회(1 2 Qa Qa Qa Qa)-오른쪽으로 ½ 턴 왼발 옆으로 샤세(QaQ)-오른쪽으로 ½ 턴 오른발 옆으로 샤세(QaQ).

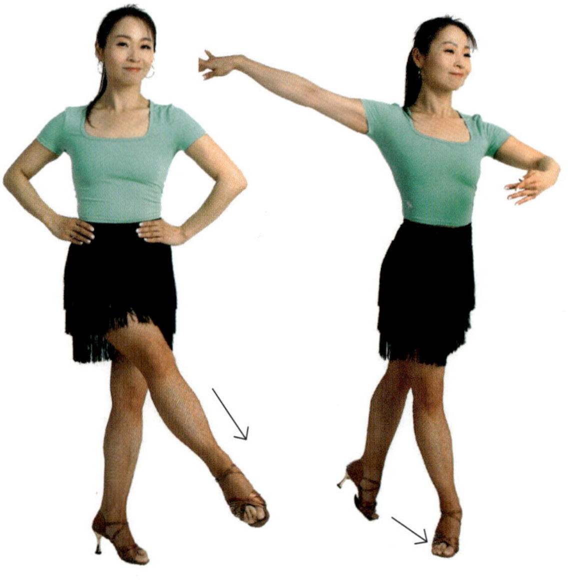

〈자이브 베이직 무브먼트(남성)〉

15 왼발 뒤로 록 스텝-오른발 제자리 체중 이동-왼발 옆으로 샤세(1 2 QaQ).
①번부터 반복.

2. 삼바(Samba)

삼바는 남미 브라질의 민속무용이며 또 메시시(Masixe)라고 하는 순수한 라틴 아메리칸 댄스이다. 삼바의 유래는 브라질의 목화밭에서 목화재배의 경작을 위해 아프리카에서 노동인력으로 수입된 노예들이 노동에 혹사를 당하면서 겪는 고통을 잊으려고 그들의 원시적인 특유한 노랫가락에 맞추어 추던 몸의 움직임에서 발생하였다고 한다.

제일 처음으로 소개된 삼바음악의 대표작은 돈가(Donga)의 작곡인 펠로텔레폰(Pero Telefone)이고 삼바어의 모태는 흑인 여자란 잠바(Zamba)에서 유래된 것이다.

삼바의 박자는 2/4박자이며, 음악의 악센트는 각 소절의 1번째 박자에 있고, 템포는 1분간 약 48~50소절로 연주된다.

1) 삼바 1

- 작품길이: 52count
- 형식: 2wall
- 수준: 초급

〈베이직 무브먼트(리버스)〉

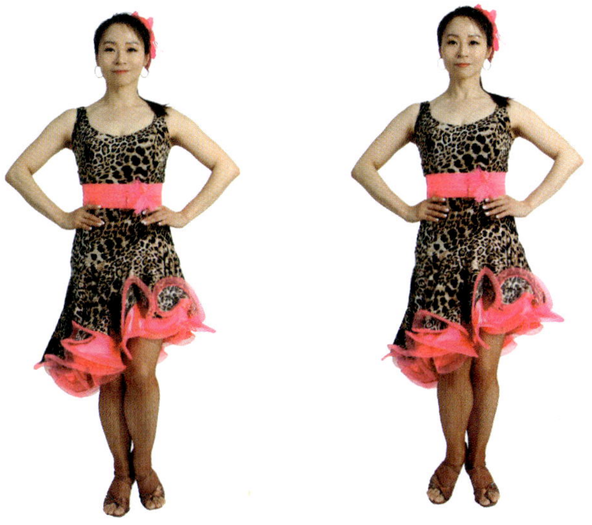

1 왼발 앞—오른발을 왼발에 모으고—왼발 제자리(1 a 2).

2 오른발 뒤—왼발을 오른발에 모으고—오른발 제자리(1 a 2).

3 ①~②번 반복.

〈휘스크〉

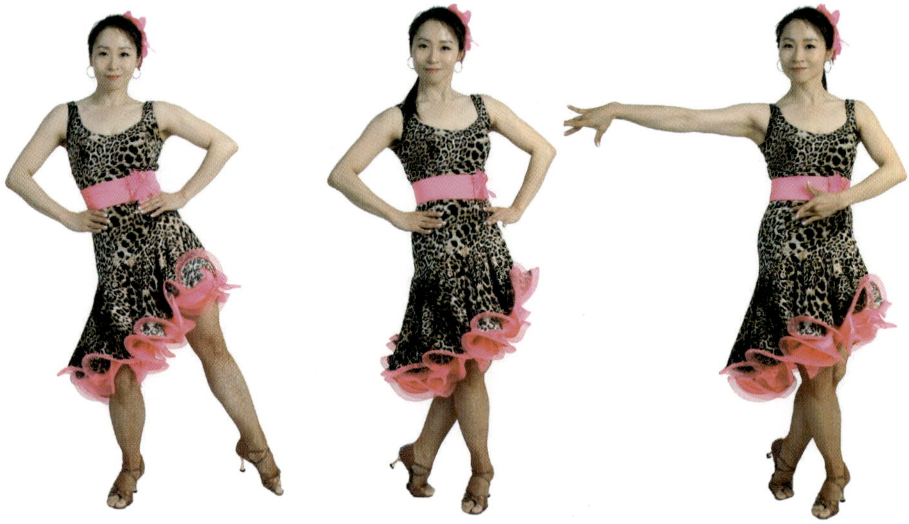

4 왼발 옆—오른발을 왼발 뒤로 크로스—왼발 제자리(1 a 2).

5 오른발 옆—왼발을 오른발 뒤로 크로스—오른발 제자리(1 a 2)

6 4~5번 반복.

〈트래블링 보타 포그스 포워드〉

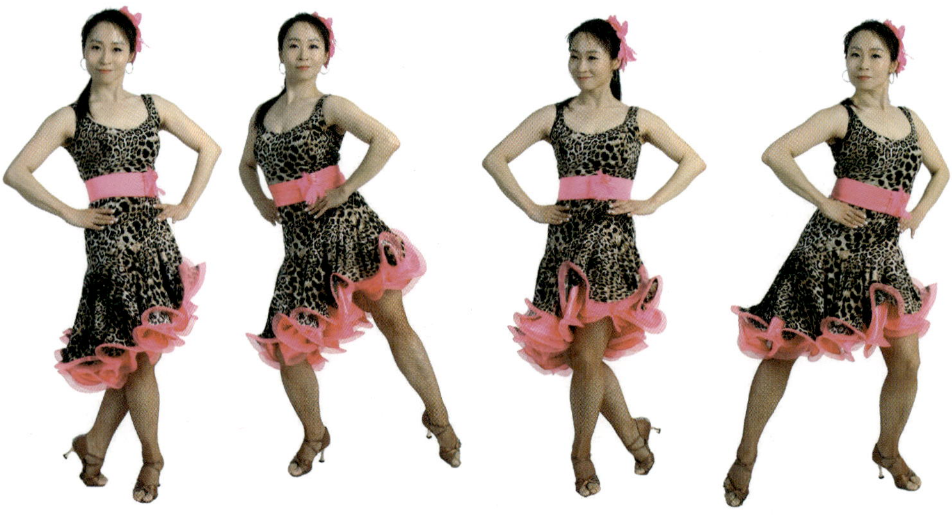

7 왼발 앞—오른발 옆—왼발 제자리—오른발 앞—왼발 옆—오른발 제자리(1 a 2, 3 a 4).

8 7번 반복.

〈볼타 무브먼트〉

9 오른발 앞에 왼발—체중 없이 오른발 약간 뒤—오른발 앞에 왼발을 끌어당긴다(1 a 2 a 3 a 4).

10 왼발 앞에 오른발—체중 없이 왼발 약간 뒤—왼발 앞에 오른발을 끌어당긴다(1 a 2 a 3 a 4)-하면서 좌로 ¼턴.

11 ①번부터 반복.

2) 삼바2

- 작품길이: 32count
- 형식: 2wall
- 수준: 중급

〈보타 포그스 & 볼타 무브먼트〉

1 왼발 앞—오른발 옆-왼발 제자리(1 a 2)—오른발 앞 볼타하면서 오른쪽으로 ¼ 턴(3 a 4)

〈휘스크〉

2 왼발 옆—오른발을 왼발 뒤로 크로스—왼발제자리—오른발 옆—왼발을 오른발 뒤로 크로스—오른발 제자리)(1 a 2, 3 a 4).

〈메렝게 스텝〉

3 왼발 옆—오른발을 왼발에 모으고—왼발 옆—오른발을 왼발에 모으고—왼발 옆(SSQQS).

〈보타 포그스〉

4 오른발 앞-왼발 옆-오른발 제자리(1 a 2)-좌로 ½ 턴 왼발 앞-오른발 옆-왼발 제자리(3 a 4).

5 오른발 플릭 & 오른발 옆으로 포인트(1 a 2, 3 a 4).

〈솔로스팟 볼타〉

6 오른발을 축으로 해서 제자리에서 도는 회전(1 a 2 a 3 a 4)-하면서 우회전 1과 $\frac{1}{4}$ 턴.

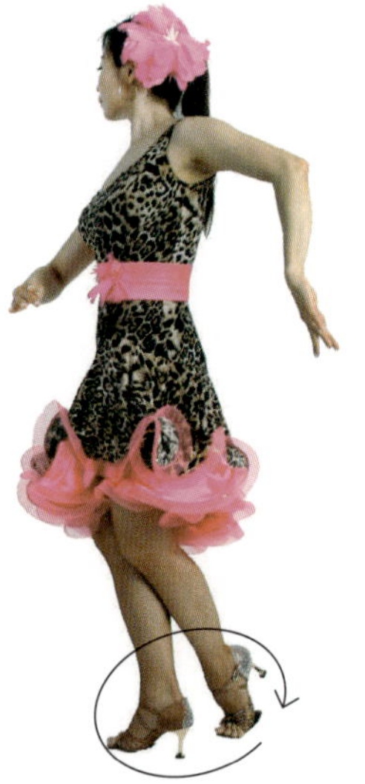

〈웍〉

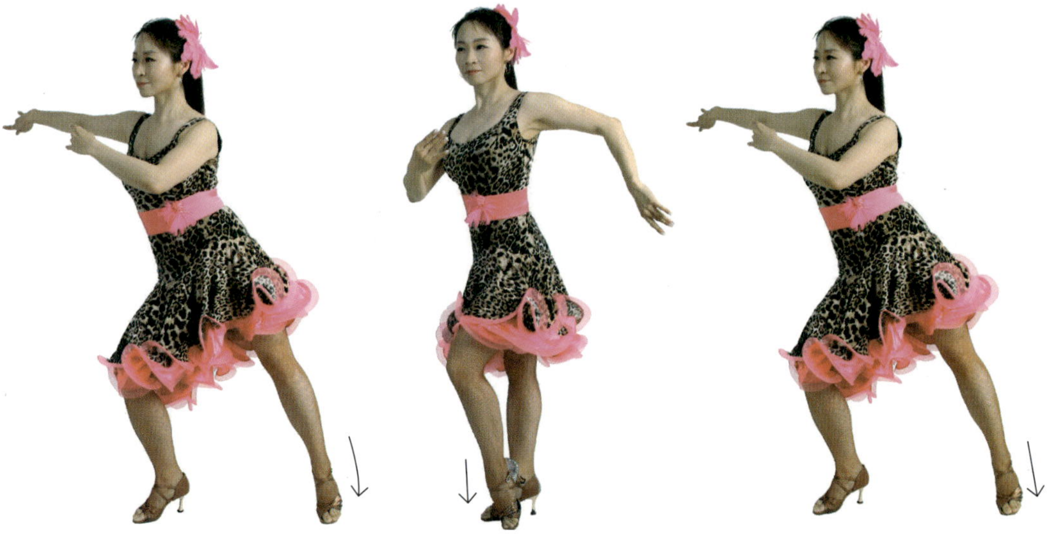

7 왼발부터 전진 스텝(SSQQS).

〈보타 포고스〉

8 오른발 앞—왼발 옆—오른발 제자리(1 a 2)—왼발을 오른발 앞에 포인트하면서 몸만 $\frac{1}{2}$ 턴(1 a 2).

9 1번부터 반복.

3. 차차차(Cha Cha Cha)

차차차란 어원은 카리브 해역의 섬들에서 자생하는 타타(Tcha Tcha), 또는 콰콰(Kwa Kwa) 라는 열매를 맺는 나무로 만든 차차(Cha Cha)라는 악기의 이름에서 유래되었다고 한다.

차차차는 룸바와 같이 쿠바에서 생겨났으며 그 원조는 맘보이다. 그러나 빠른 맘보를 좋아하지 않았던 사람들에게 1953년경 새로운 기법인 단존(Danzon)을 편곡하여 연주하기 시작하였는데, 이 곡은 마치 느린 맘보와 같이 들렸고 쿠바의 댄서들은 이 느린 부분의 "S"에서 샤세의 도법으로 춤을 춘 것이 차차차의 발생이다.

차차차의 음악은 4/4박자이며, 음악의 악센트는 각 소절의 첫 번째 박자에 있고, 템포는 1분간 약 30~32소절로 연주된다. 차차차는 룸바보다는 빠르고 경쾌한 스타카토조의 리듬과 동작으로 밝고 가벼운 분위기를 연출하는 춤이다.

- 48 count
- 4 wall

〈차차차 베이직 무브먼트〉

1. 사이드스텝

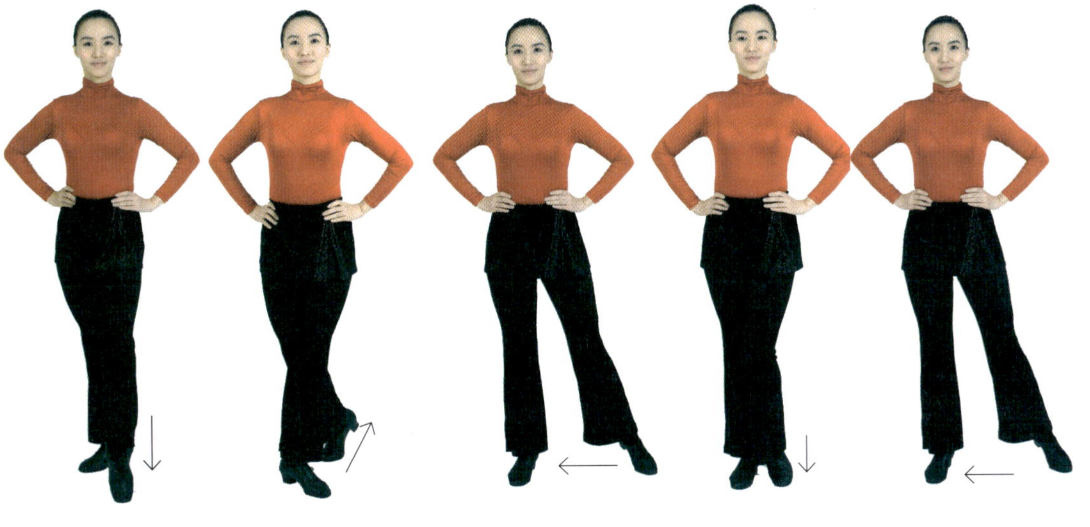

왼발 앞으로 스텝 – 오른발 제자리 체중 이동 – 왼발 옆으로 샤세(1~4).

오른발 뒤로 스텝 – 왼발 제자리 체중 이동 – 오른발 옆으로 샤세(5~8).

2. 포워드, 백워드 스텝

왼발 앞으로 스텝 – 오른발 제자리 체중 이동 – 왼발 뒤로 샤세(1~4).
오른발 뒤로 스텝 – 왼발 제자리 체중 이동 – 오른발 앞으로 샤세(5~8).

3. 슬립 샤세, 베이직 무브먼트

왼발 앞으로 스텝 – 오른발 제자리 체중 이동 – 왼발 뒤로 체중 절반 싣고 오른발 뒤로 약 3인치 끌어당기고 왼발을 오른발에 모은다(1~4)
오른발 뒤로 스텝 – 왼발 제자리 체중 이동 – 오른발 좌회전 1/4 턴 옆으로 샤세(5~8).

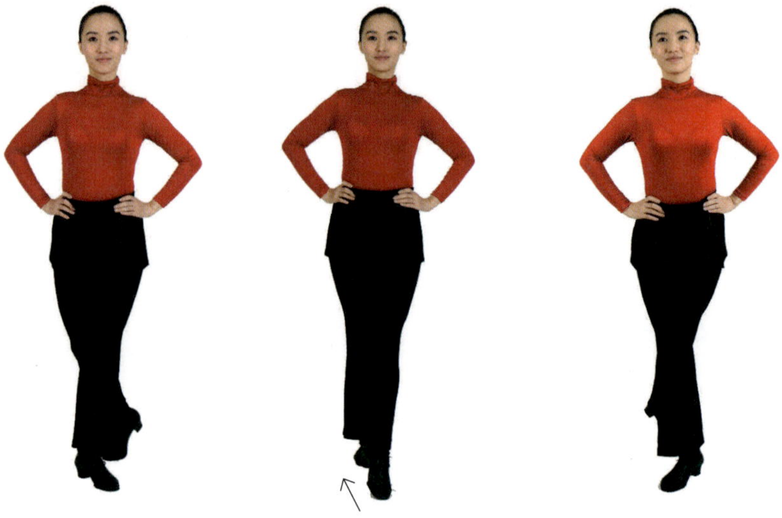

4. 뉴욕(오른쪽 - 왼쪽)〉

오른쪽으로 1/4 턴하면서 왼발 앞으로 – 오른발 제자리 – 왼쪽으로 1/4 턴하면서 왼발 옆으로 샤세(1~4). (오른쪽 가슴을 활짝 젖히며 오른손을 위로 들어올림).
왼쪽으로 1/4 턴하면서 오른발 앞으로 – 왼발 제자리 – 오른쪽으로 1/4 턴하면서 오른발 옆으로 샤세(5~8). (왼쪽가슴을 활짝 젖히며 왼손 위로 들어올림).

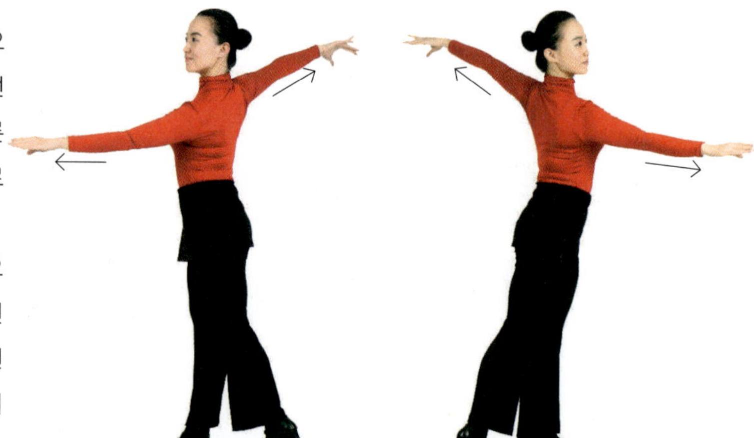

5. 핸드 투 핸드(왼쪽 - 오른쪽)

왼쪽으로 1/4 턴하면서 왼발 뒤로 - 오른발 제자리 - 오른쪽으로 1/4 턴하면서 왼발 옆으로 샤세(1~4).(오른손을 옆으로 들어올림).

오른쪽으로 1/4 턴하면서 오른발 뒤로 - 왼발 제자리 - 왼쪽으로 1/4 턴하면서 오른발 옆으로 샤세 (5~8). (왼손을 옆으로 들어올림).

6. 스팟 턴(오른쪽)〉 방향 전환

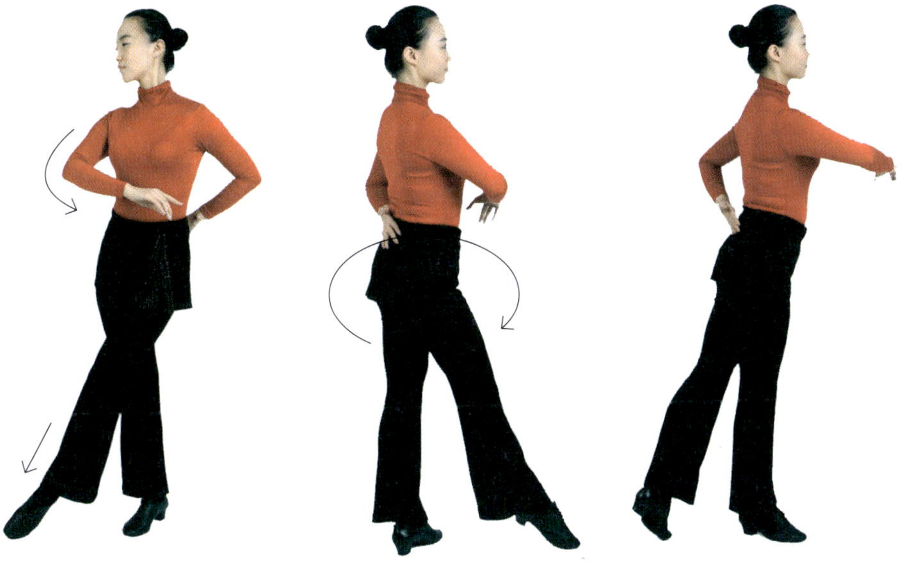

왼발이 오른발을 감싸며 오른쪽으로 3/4 턴 - 왼발로 체중 이동 - 오른발로 체중 이동하며 오른쪽 1/4 턴하며 왼발 옆으로 샤세(1~4).

오른발 뒤로 스텝 - 왼발 제자리 체중 이동 - 왼쪽 1/4 턴하며 오른발부터 사이드샤세(5~8).

4. 왈츠(Waltz)

왈츠란 독일어로 "파도치듯 떠오르고 내려간다."는 뜻을 가지고 있다. 이 춤은 이미 1780년경 남부 독일의 농부들이 추었던 렌들러(landler)라는 민속춤에서 유래되었으며 19세기 초 유럽 사교계에 소개되었을 때는 빠르게 우회전과 좌회전을 하는 춤이었다. 그러나 제1차 세계대전을 전후하여 미국에서 발생한 새로운 리듬에 영향을 받은 왈츠는 두 가지 형태로 나뉘어졌다.

그 하나는 속도가 느린 왈츠이고, 다른 하나는 빠른 속도로 추는 비엔나 왈츠이다. 왈츠는 기본적으로 상승과 하강을 강조하는 기품 있고 아주 우아한 춤이다.

왈츠는 3/4박자로 첫 번째 박자에 강한 악센트가 있으며 1분간 대략 28~30소절의 템포로 추어진다.

- 24count
- 4 wall

〈더블 박스(전진)〉

1 클로즈드 체인지(오른발 앞 – 왼발 옆 – 오른발을 왼발에 모은다): 1~3.

2 클로즈드 체인지(왼발 앞 – 오른발 옆 – 왼발을 오른발에 모은다): 1~3.

〈박스 스텝(전진)〉

3 오른발 앞 – 왼발 옆 – 오른발을 왼발에 모은다: 1~3.

4 왼발 뒤 – 오른발 옆 – 왼발을 오른발에 모은다: 4~6.

〈더블 박스(후진)〉

5 클로즈드 체인지(오른발 뒤 – 왼발 옆 – 오른발을 왼발에 모은다): 1~3.

6 클로즈드 체인지(왼발 뒤 – 오른발 옆 – 왼발을 오른발에 모은다): 1~3.

〈박스 스텝(후진)〉

7 오른발 뒤 – 왼발 옆 – 오른발을 왼발에 모은다: 1~3.

8 왼발 앞 – 오른발 옆 좌로 1/4 턴 – 왼발을 오른발에 모은다: 4~6.

9 ①번부터 반복.

1) 왈츠 1 (트윙클 스텝 베리에에션)

- 64 count
- 1 wall

1. 트윙클 스텝(앞, 뒤) ×2번 반복(16) - 2. 트윙클 스텝(사이드) ×2번 반복(16)

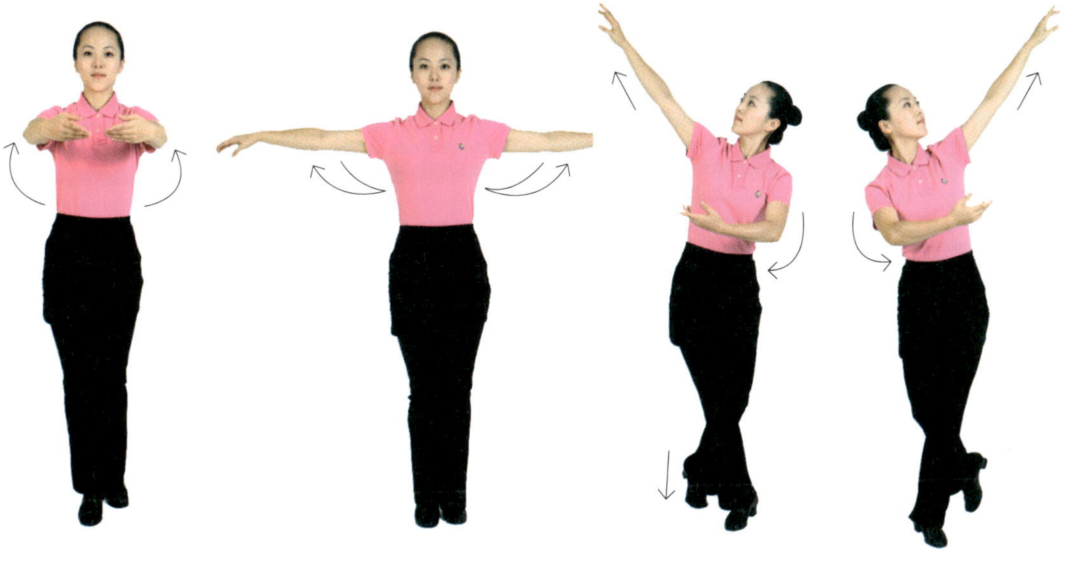

오른발 앞 – 왼발을 오른발에 모으고 – 오른발 제자리: 1~3.

왼발 뒤 – 오른발을 왼발에 모으고 – 왼발 제자리: 4~6.

오른발 옆 – 왼발을 오른발 뒤로 크로스 – 오른발 제자리: 1~3.

왼발 옆 – 오른발을 왼발 뒤로 크로스 – 왼발 제자리: 4~6.

2. 우회전하면서 트윙클 스텝 (32)

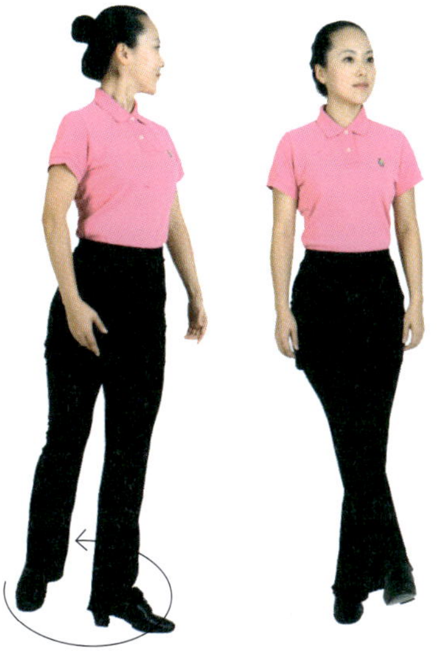

1 1/4 오른쪽으로 회전하며 오른발 앞 – 왼발 앞 – 오른발을 왼발에 모은다: 1~3.

1/4 오른쪽으로 회전하며 왼발 앞 – 오른발 앞 – 왼발을 오른발에 모은다: 4~6.

2 1/4 오른쪽으로 회전하며 오른발 앞 – 왼발 앞 – 오른발을 왼발에 모은다: 1~3.

1/4 오른쪽으로 회전하며 왼발 앞으로 차고 – 뒤로 놓고 – 오른발은 왼발에 모은다 : 4~6.

3 1/4 왼쪽으로 회전하며 왼발 앞 – 오른발을 왼발에 모으고 – 왼발 제자리: 1~3.
1/4 왼쪽으로 회전하며 오른발 뒤 – 왼발을 오른발에 모으고 – 오른발 제자리 : 4~6.

4 1/4 왼쪽으로 회전하며 왼발 옆 – 오른발을 왼발 뒤로 크로스 – 왼발 제자리: 1~3.
1/4 왼쪽으로 회전하며 오른발 옆 – 왼발을 오른발 뒤로 크로스 – 오른발 제자리: 4~6.

5 다시 처음으로 돌아가서 왼발부터 시작하여 1-2섹션. 3-6은 좌회전으로 동작

2) 왈츠 2

- 72 count
- 1 wall

1 두사람이 마주보고 왈츠 스텝으로 시계방향으로 8호간 돈다.(1-12)

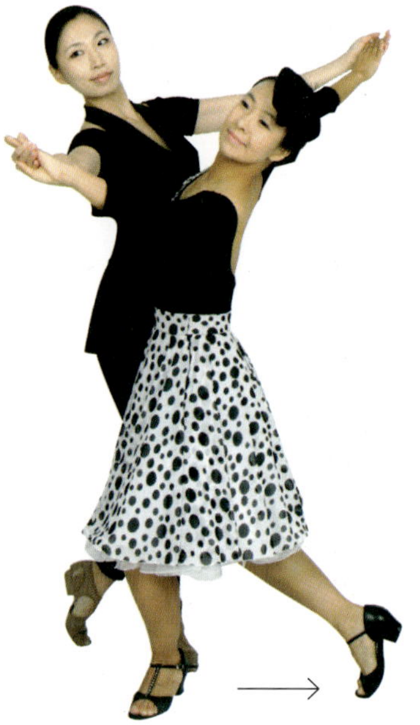

2 반대방향으로 돈다(1-12)

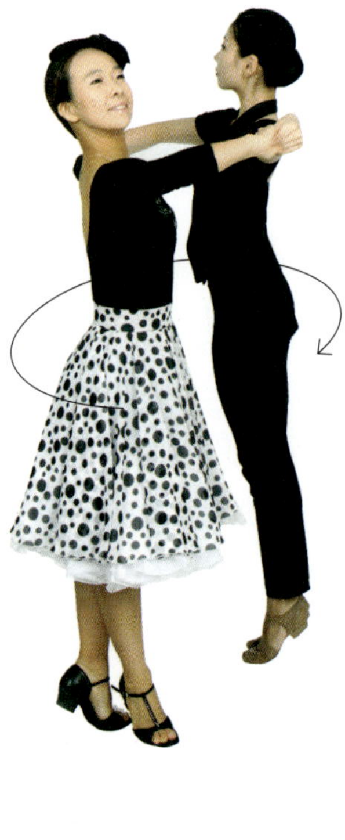

3 오른손을 서로 위로 올리면서
오른발을 앞으로 밸런스 스텝하면서 가까워졌다가 뒤로 물러난다(1-12)

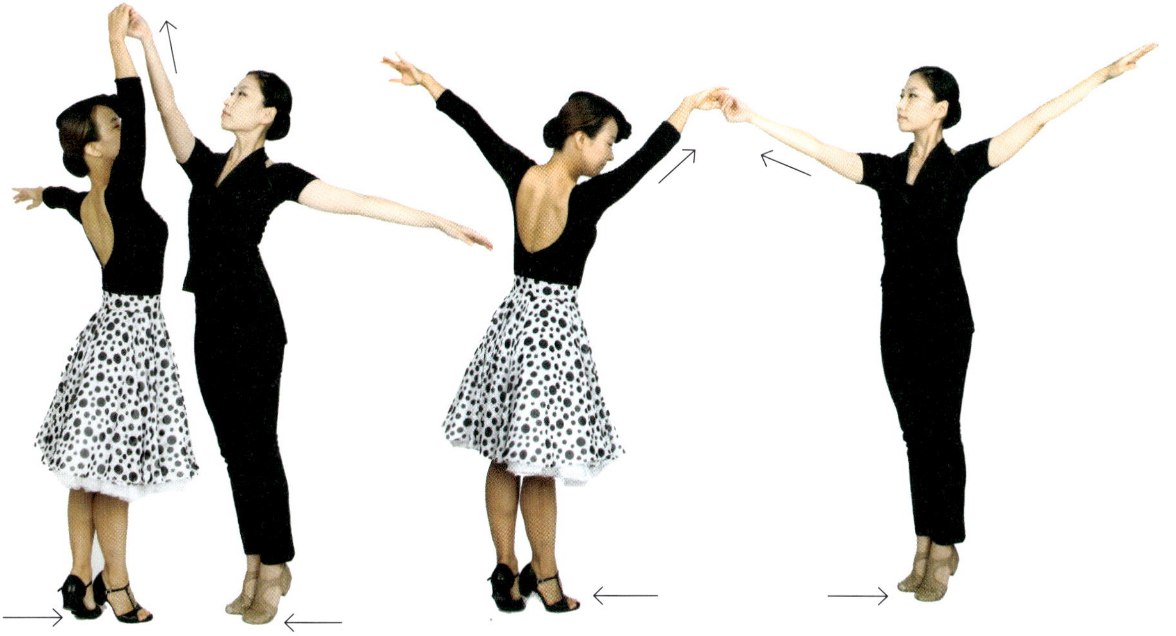

4 여자를 남자의 오른팔 안으로해서 한바퀴 돌린다(1-12)

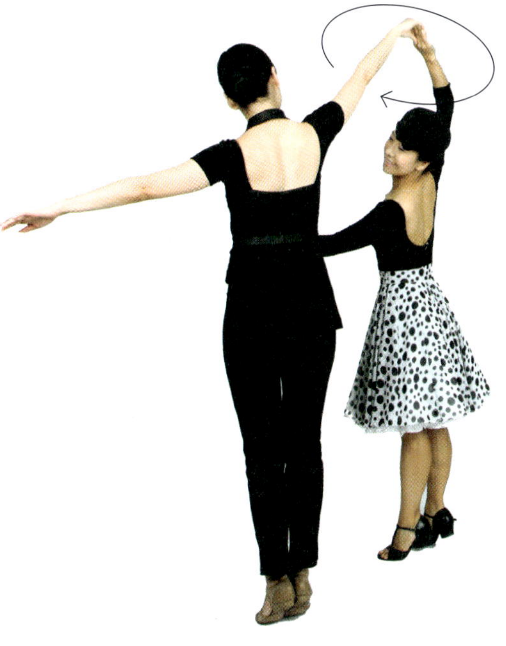

5 남자는 앉고 여자는 왈츠 스텝으로 남자의 주위를 한바퀴 돌면서 포즈를 취한다(1-12)

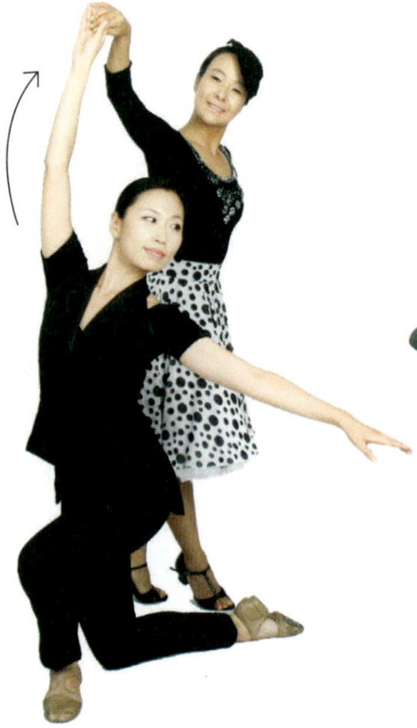

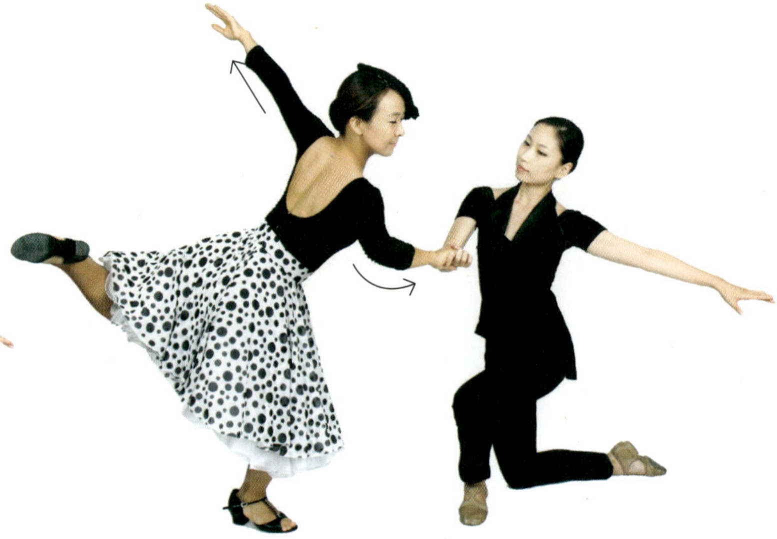

6 각자 왈츠스텝으로 가서 새로운 파트너와 만난다(1-12)

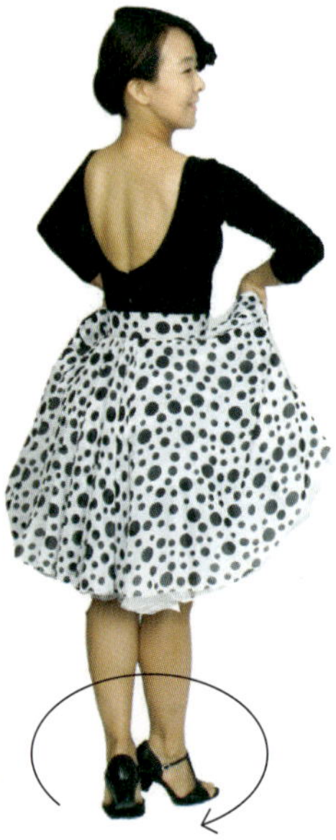

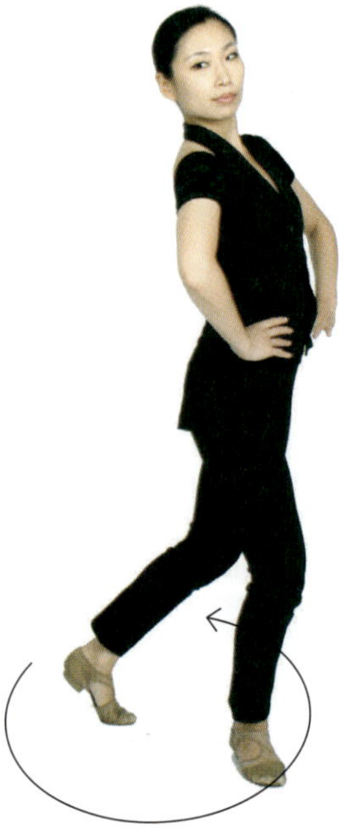

chapter 4

소품을 이용한 라인댄스

1. 수술을 이용한 라인댄스

- 32 count
- 4wall
- 음악: 동글동글 짝짝짝

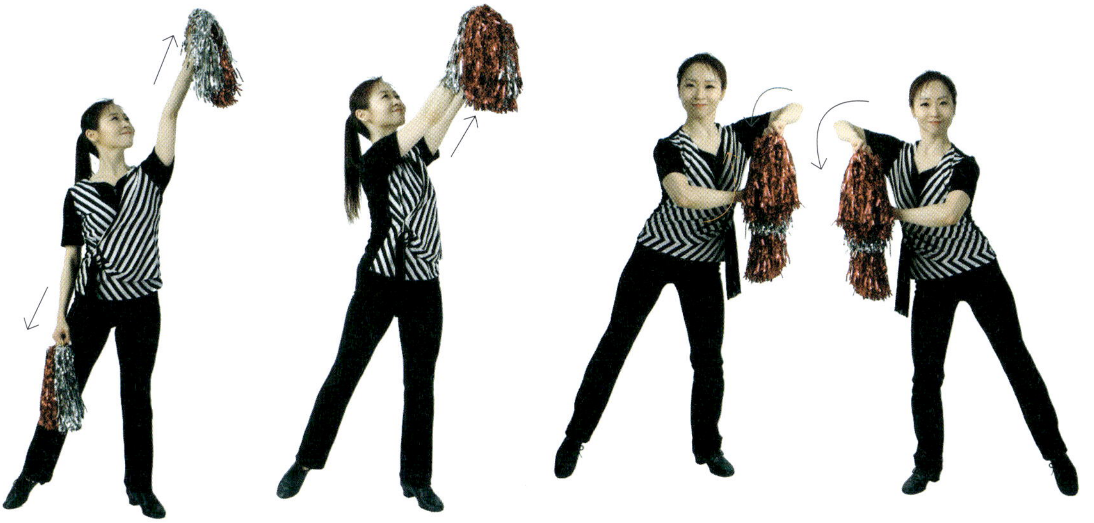

1 오른발로 체중을 옮기면서 몸을 세우고, 오른팔을 오른쪽 위로 펼치며 든다.
이때 왼발은 체중없이 포인트한 채로 뻗는다(1~2)

2 왼팔을 왼쪽 아래에서 오른쪽 위로 뻗어 올려서 양 손을 모은다(3~4).

3 두 손을 챗바퀴처럼 돌리면서 몸 앞에서 아랫방향으로 반원을 그린다. 이 때 체중을 오른발에서 왼발로 바꾼다(5~8).

4 (1~3번 동작을 왼쪽으로 반복)
왼발로 체중을 옮기면서 몸을 세우고, 왼팔을 왼쪽 위로 펼치며 든다. 이때 오른발은 체중없이 포인트한 채로 뻗는다(1~2).

5 오른팔을 오른쪽 아래에서 왼쪽 위로 뻗어 올려서 양 손을 모은다(3~4).

6 두 손을 챗바퀴처럼 돌리면서 몸 앞에서 아랫방향으로 반원을 그린다. 이 때 체중을 왼발에서 오른발로 바꾼다(5~8).

7 체중을 오른발에 두고, 두 손은 오른쪽 위(1~2), 왼쪽 위(3~4), 오른쪽 아래(5~6), 왼쪽 아래(7~8)에서 박수를 두 번씩 친다.

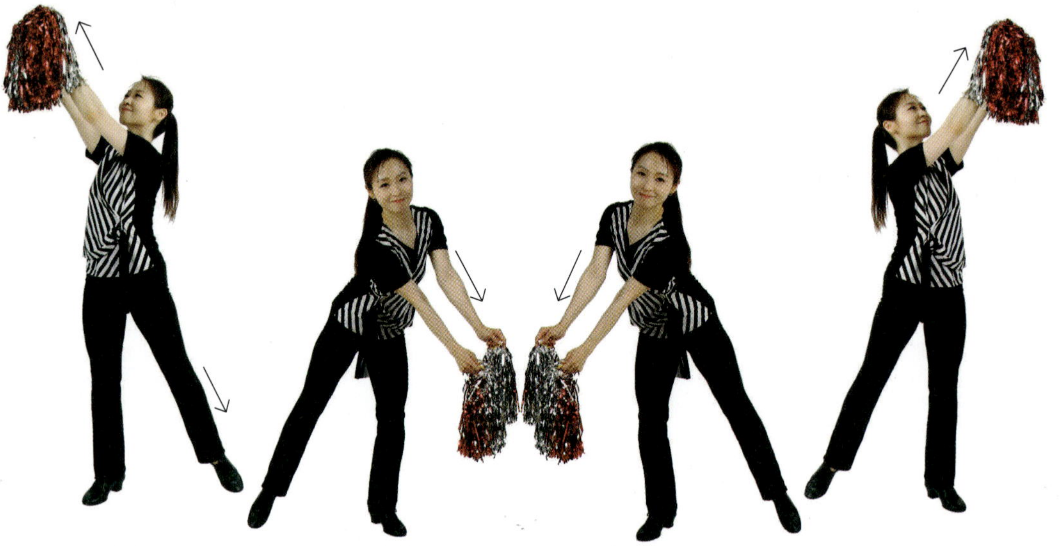

8. 오른쪽 위에서 양손을 챗바퀴처럼 휘돌린다(1~2). 왼쪽 위에서 실시(3~4).

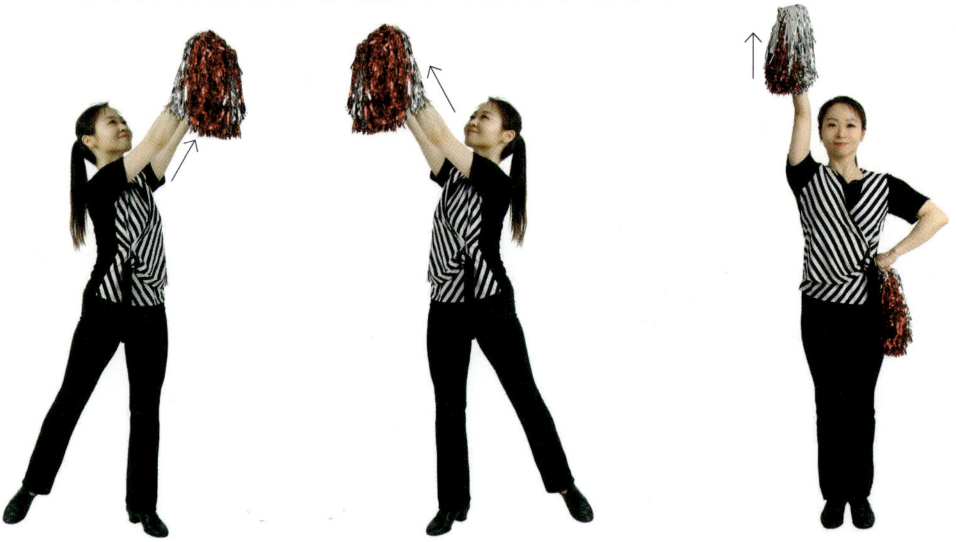

9 두발은 모아 가볍게 뛰고, 오른손을 높이 들어 흔들면서 좌로 ¼ 턴(5~8).

2. 캐스터네츠를 이용한 라인댄스

1) 캐스터네츠 1

- 64count
- 2 wall

1 앞으로 걷기(두 팔을 앞으로 든다): 1~4.

2 뒤로 걷기(두 팔을 아래로 내린다): 5~8.

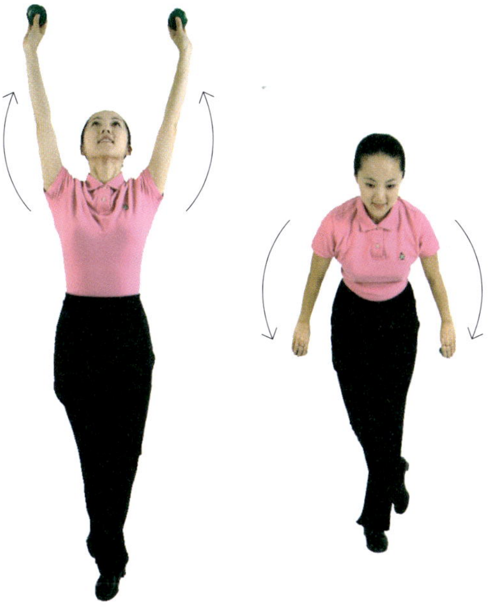

3 1, 2반복.

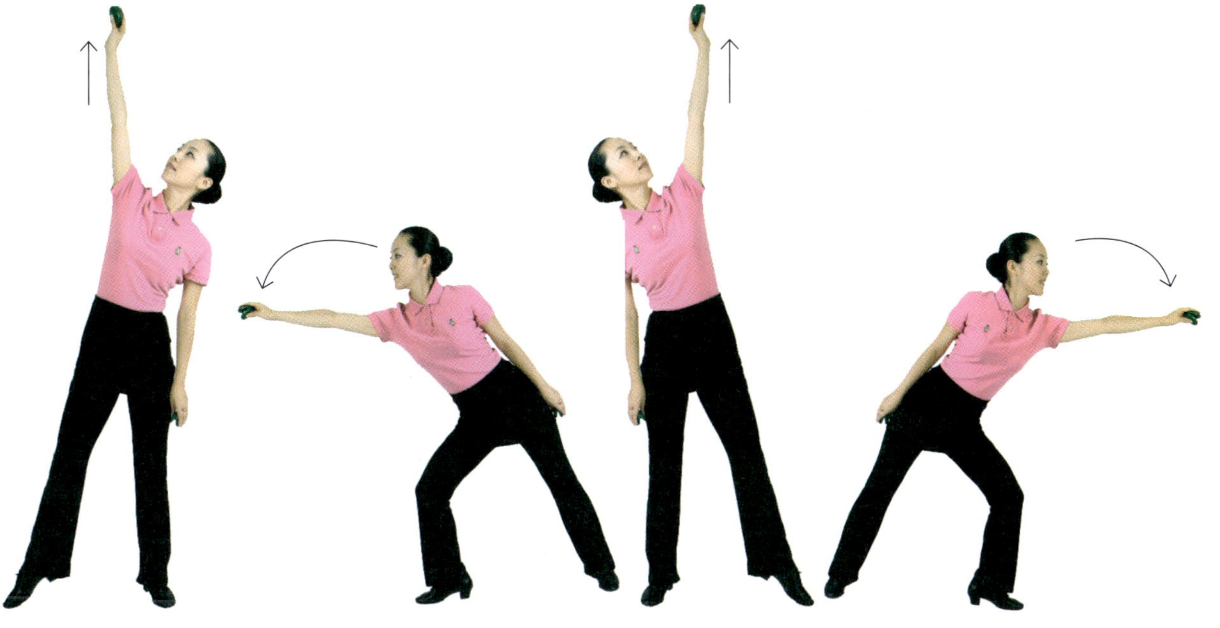

4 왼쪽 무릎을 구부리고 체중을 왼쪽에서 오른쪽으로 이동하며 오른팔로 크게 원을 그린다: 1~8.

5 오른쪽 무릎을 구부리고 체중을 오른쪽에서 왼쪽으로 이동하며 왼팔로 크게 원을 그린다: 1~8.

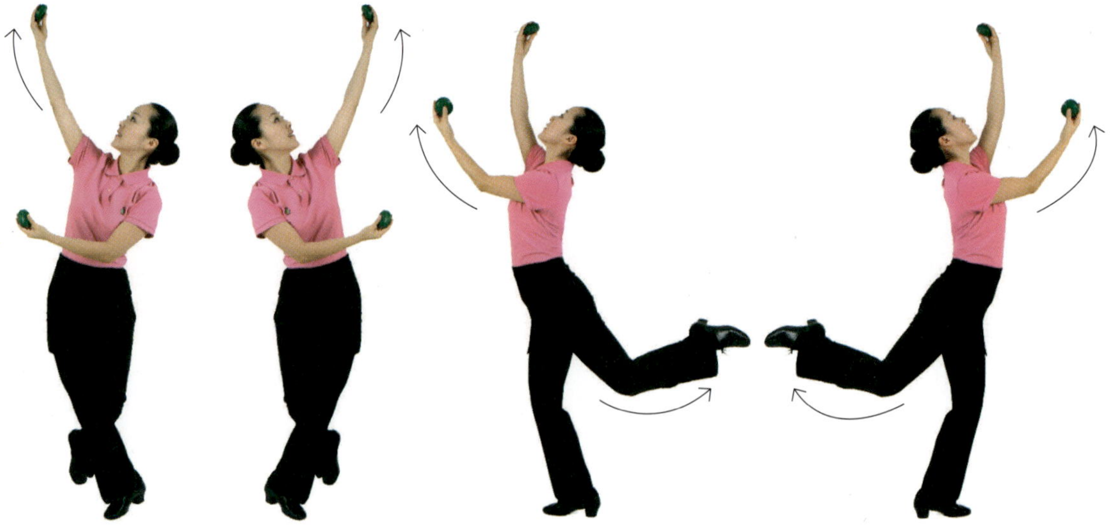

6 오른발 옆 – 왼발을 오른발 앞에 스텝 – 오른발 옆 – 왼발을 뒤로 포인트(두 팔을 시계반대 방향으로 돌려 오른쪽으로 든다): 1~4.

7 왼발 옆 – 오른발을 왼발 앞에 스텝 – 왼발 옆 – 오른발을 뒤로 포인트(두 팔을 시계방향으로 돌려 왼쪽으로 든다): 5~8.

8 오른발 옆 – 왼발을 오른발 앞에 스텝 – 오른발 옆 – 왼발을 뒤로 접어 든다(두 팔을 시계반대 방향으로 돌려 오른쪽으로 든다): 1~4.

9 왼발 옆 – 오른발을 왼발 앞에 스텝 – 왼발 옆 – 오른발을 뒤로 접어 든다(두 팔을 시계방향으로 돌려 왼쪽으로 든다): 5~8.

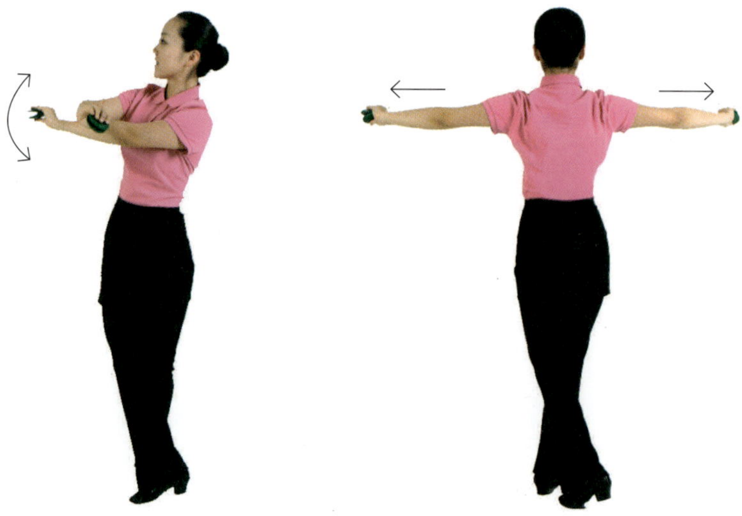

10 오른발 앞으로 체중을 두고(우로 1/2턴) 두 팔을 앞에서 옆으로 편다.

2) 캐스터네츠 II(2명이 함께)

- 60 count
- 2 wall

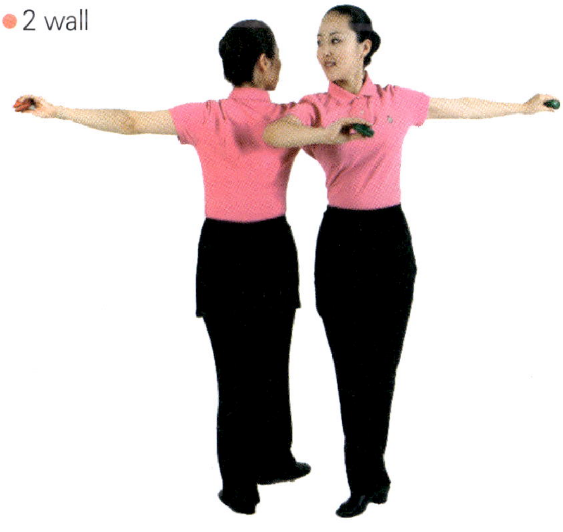

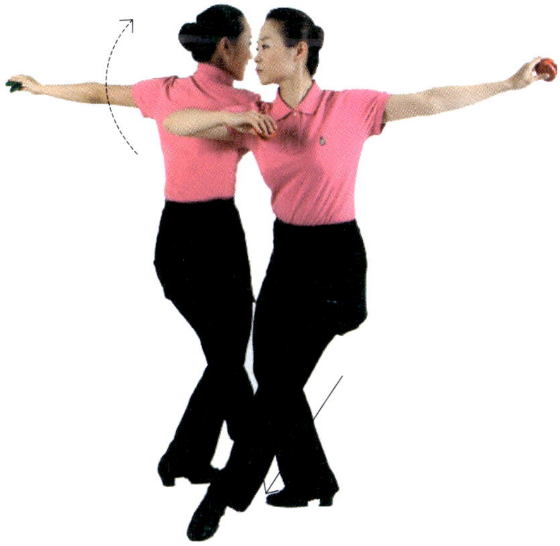

1 두 명이 시계방향으로 함께 돈다(4박에 왼발 포인트, 8박에 오른발 포인트): 1~12.

2 두 명이 시계반대 방향으로 함께 돈다(4박에 왼발 포인트, 8박에 오른발 포인트): 1~12.

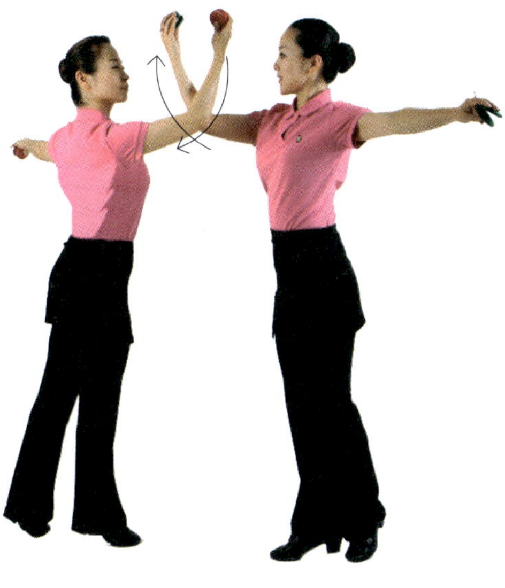

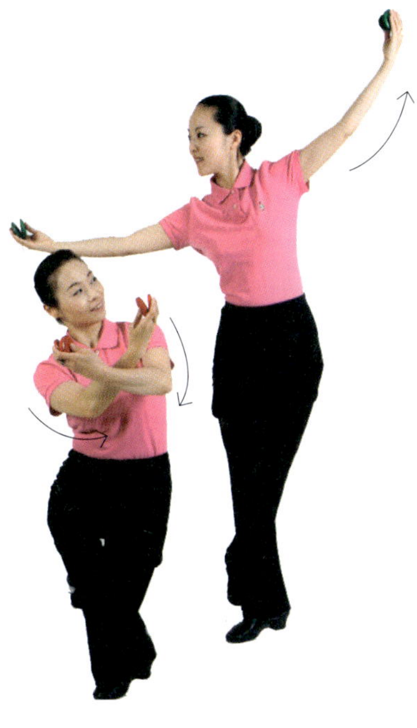

3 마주 보며 오른발 앞(밸런스 스텝) – 왼발 뒤(밸런스 스텝) – 밸런스 스텝을 하며 자리를 바꾼다: 1~12.

4 ③번 반복.

5 한 사람은 앉고 한 사람은 왈츠 스텝으로 원을 그린다: 1~12.
6 포즈를 취한다: 1~12.
7 역할을 바꾸어 5~6번을 한다.
8 새로운 파트너와 처음부터 반복.

3. 밴드를 이용한 댄스

본 운동을 하기 전에 몸의 유연성을 기르기 위해 밴드를 이용해서 여러 가지 준비운동을 할 수 가있다.

〈준비운동〉

뒤로 줄 끌어당기기

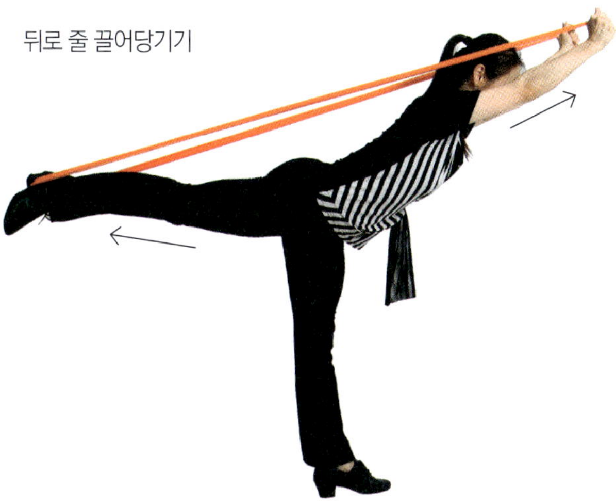

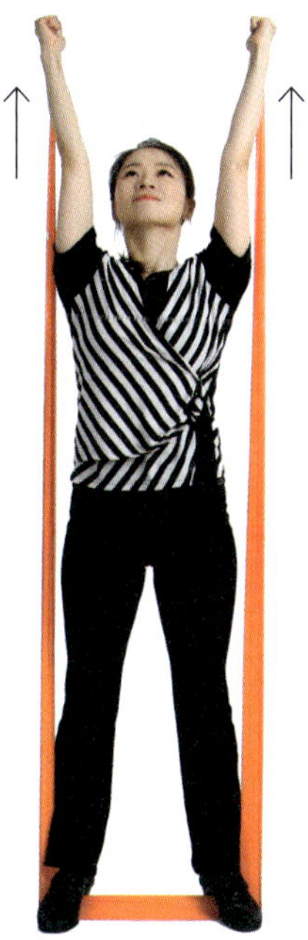

줄 잡고 온몸 늘리기

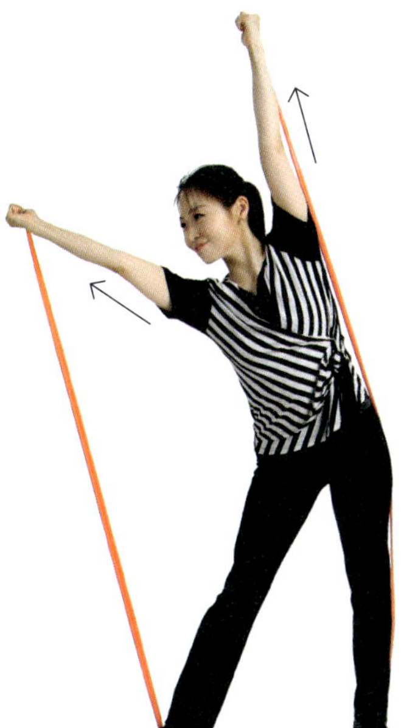

줄잡고 옆구리 늘리기

4. 줄넘기를 이용한 라인댄스

음악 줄넘기는 음악에 맞추어 즐겁게 줄넘기 하면서 창작의 즐거움을 얻을 수 있는 표현활동이다.

줄넘기는 자신의 수준에 맞게 조절할 수 있어 개성있는 표현이 가능하며 다양한 동작을 표현하기 위하여 여러 가지 기능을 익힌다. 줄넘기를 이용할 때는 어깨의 힘을 빼고 시선은 정면을 향한다. 몇 가지 스텝과 동작을 넣어서 무릎의 탄력을 넣어서 손목으로 가볍게 돌린다.

1) 줄넘기 댄스 1

- 48 count
- 4 wall

1 두발을 모으고 앞으로 힐터치(오른발-왼발-오른발-왼발):1~8
(줄을 접어 두 팔로 힐터치 할 때마다 직각 앞으로 든다.)

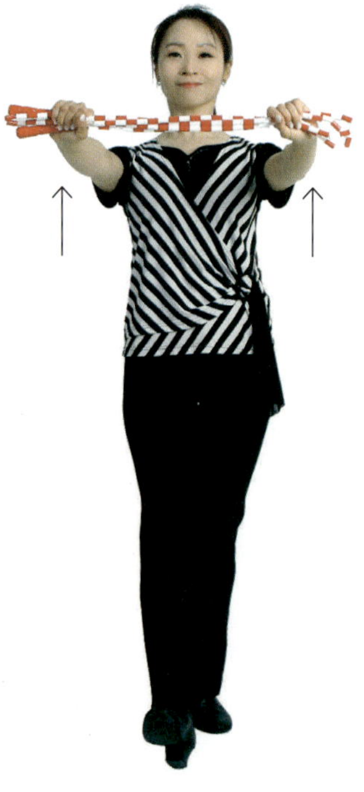

2 두 발을 모으고 옆으로 힐 터치(오른발-왼발-오른발-왼발): 1~8
(줄을 접어 두 팔로 힐터치 할 때마다 머리 위에서 오른쪽, 왼쪽으로 든다)

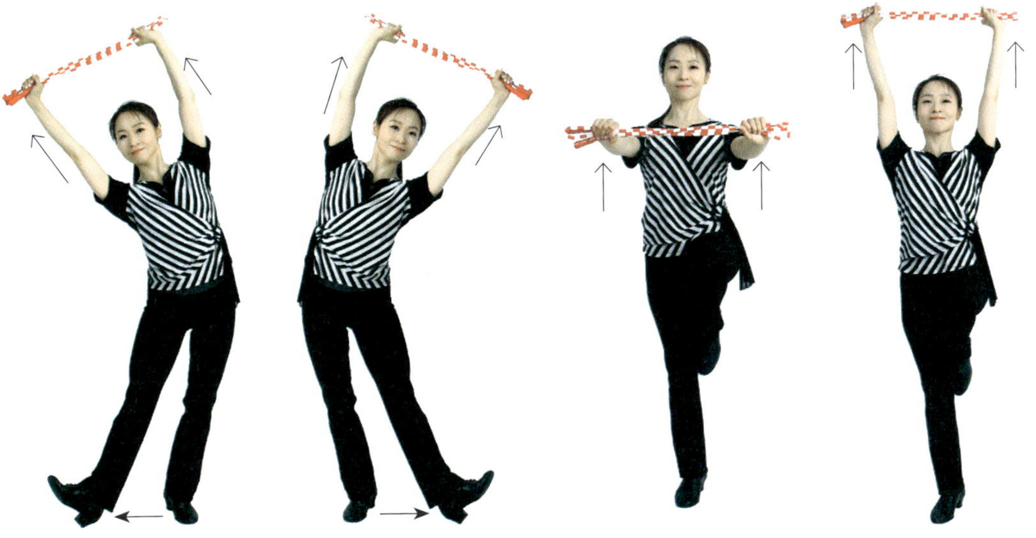

3 오른발부터 무릎을 접어 2회씩 가볍게 뛴다: 1~16
(줄을 접어 두 팔로 직각-머리 위로 번갈아 든다.)

4 오른발 사선 뒤에 왼발 토 터치, 왼발 사선 뒤에 오른발 토 터치: 1~8
(줄을 접어 두 팔로 토터치할 때마다 머리 위에서 오른쪽, 왼쪽으로 든다.)

5 오른발 옆으로 스텝, 왼발을 오른발 뒤로 스텝,
오른발 옆으로 스텝, 왼발을 오른발 옆에 터치: 1~4
(두 팔을 시계방향으로 돌려 오른쪽에서 마무리 한다.)

6 왼발 옆으로 스텝, 오른발을 왼발 뒤로 스텝,
왼발 옆으로 스텝, 오른발을 왼발 옆에 터치: 1~4
(두 팔을 반시계방향으로 돌려 왼쪽에서 마무리 한다.)

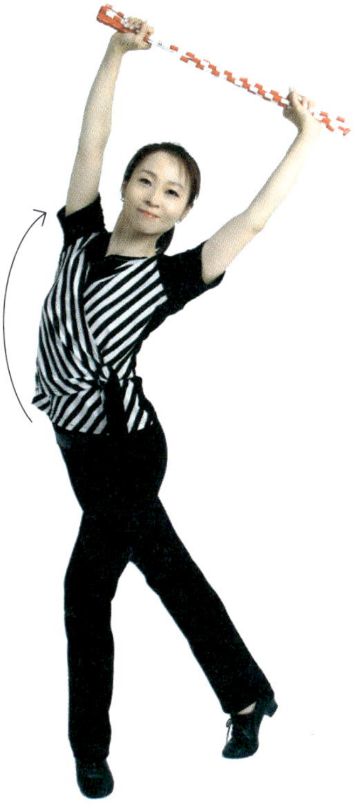

2) 줄넘기 댄스 2

- 48 count
- 4 wall

1 두 손으로 잡아 옆 떨쳐 되돌리기(오른팔 앞): 1~8.

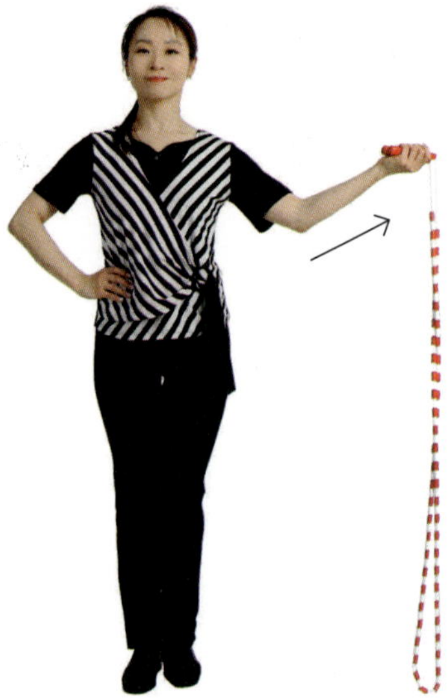

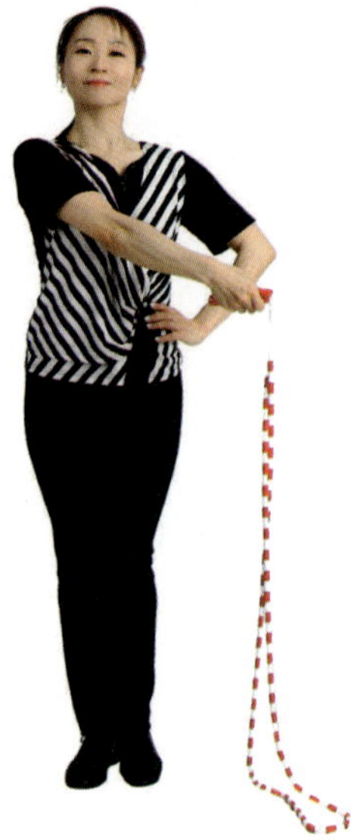

2 두 손으로 잡아 옆 떨쳐 되돌리기(왼 앞): 1~8.

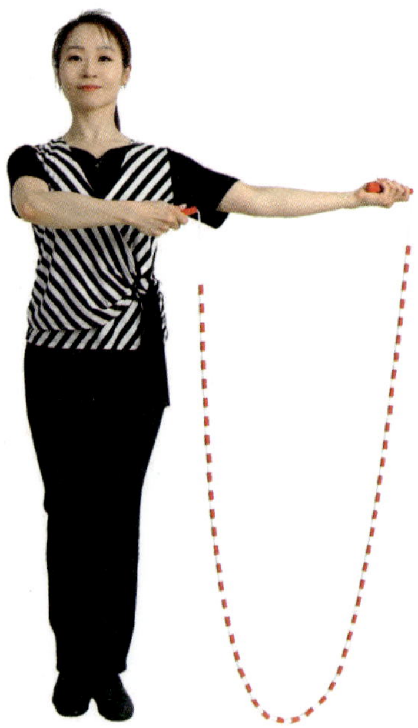

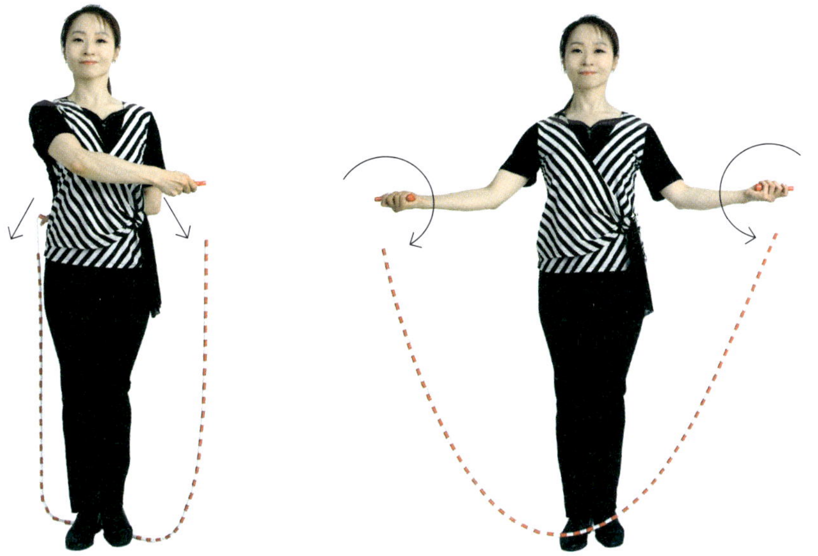

3 모둠발 뛰기(2도약): 1~8.

4 모둠발 뛰기(1도약): 1~8.

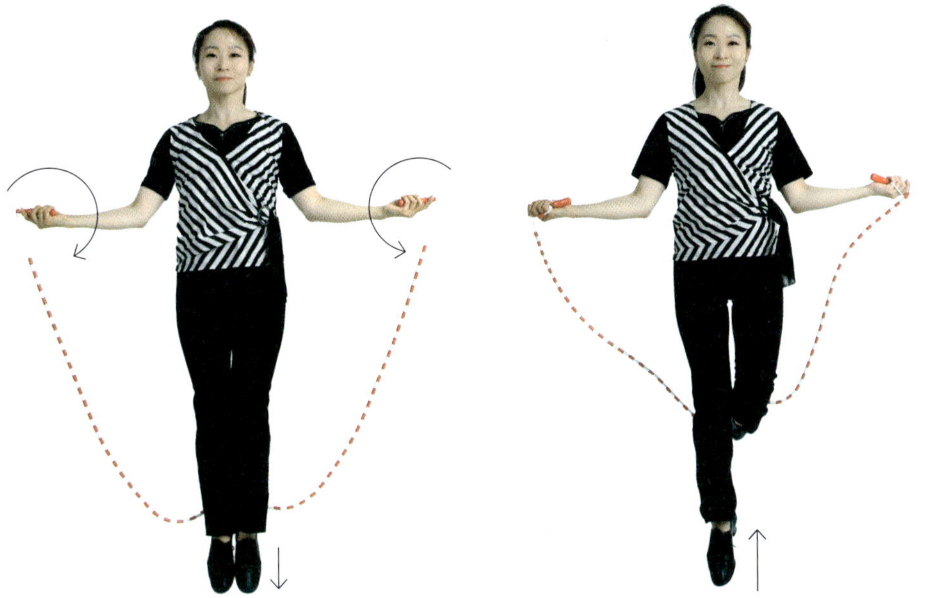

5 번갈아 뛰기(2도약): 1~4.

6 번갈아 뛰기(1도약): 5~8.

7 5, 6번 반복(마지막 좌로 1/4턴).

chapter 5

독도는 우리 땅(라인댄스)

현재 국제적 문제로 대두되고 있는 "독도는 우리 땅"을 한국적 춤사위로 만들어 학생들에게 보급시키면서 독도사랑과 애국심을 바탕으로 한 춤의 내용을 누구나 쉽게 따라 할 수 있게 만들었다.

A

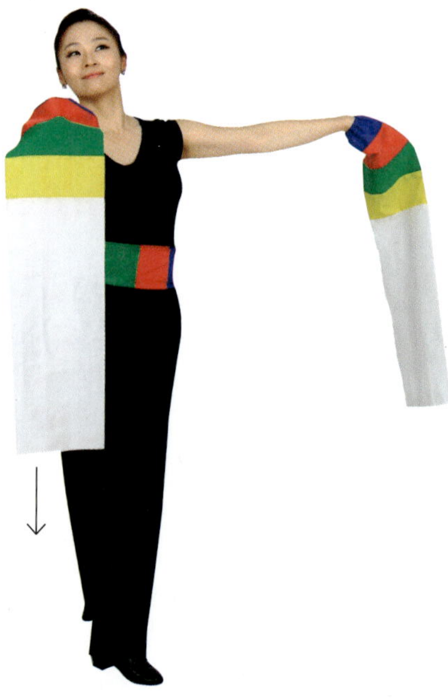

1 앞으로 지그재그로 오른쪽부터 나가면서 투스텝
(왼손·오른손 번갈아가면서 앞으로 뻗기)

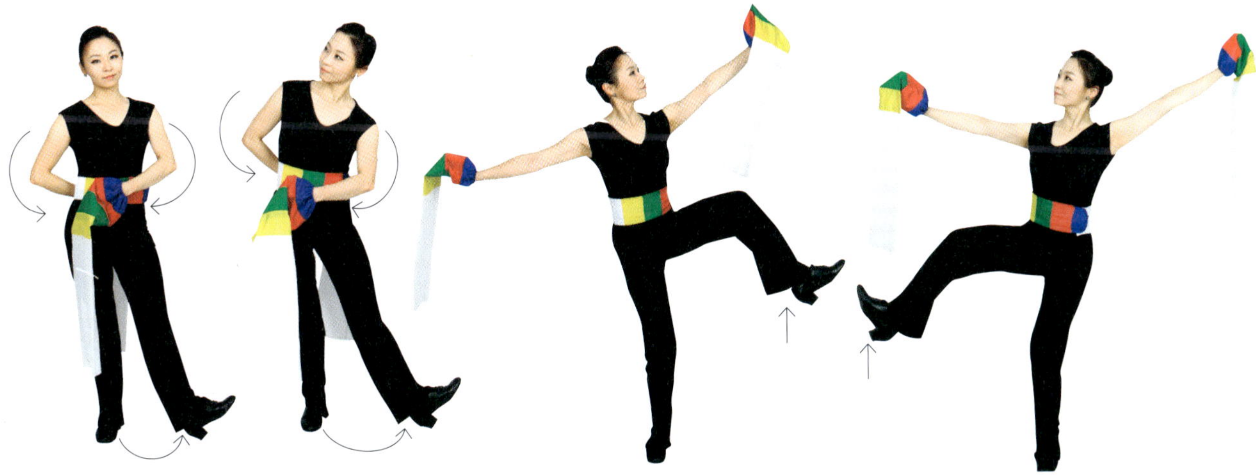

2 뒤로 일자방향으로 가면서 같은 발·같은 손 감으면서 투스텝 4회

3 오른쪽방향으로 슬라이드스텝 후 오른발·오른손 감기 * 반대쪽으로 반복

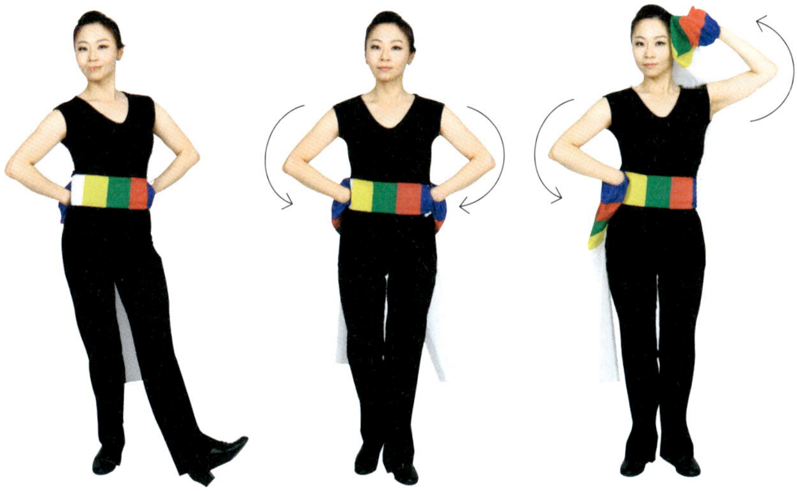

4 손을 허리에 두고 오른발 뒷꿈치로 옆에 찍고, 모으고 3 스텝 / 왼발뒷꿈치 찍고 모으고 오른손 경례

B

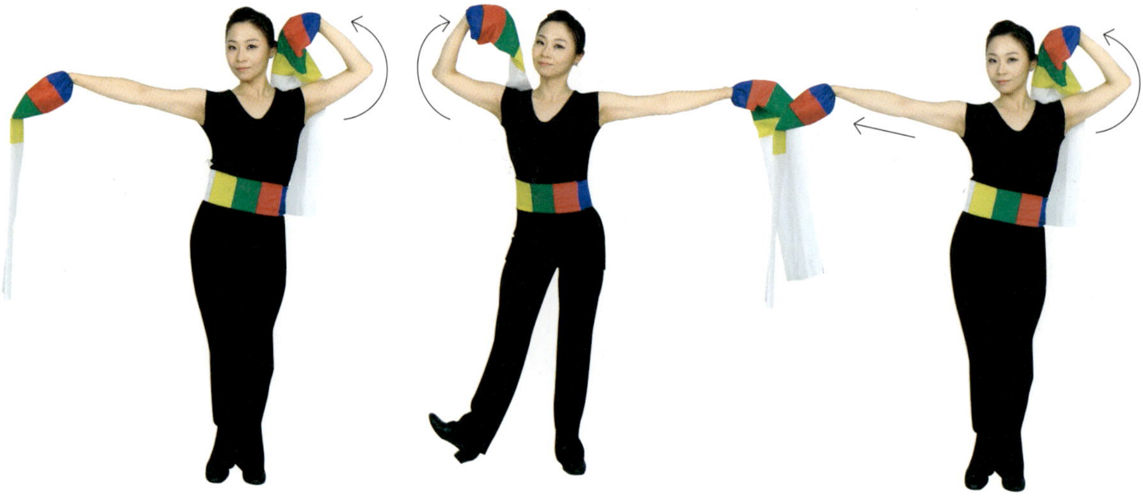

1 오른쪽 옆으로 스텝 4회하면서 왼팔 먼저 메기동작 4회 * 반대쪽

2 90도 회전하면서 발은 오른발부터 제자리 스텝 4회하고 동시에 팔은 앞으로 뻗어서 손바닥 오른쪽·왼쪽 번갈아가며 뒤집기

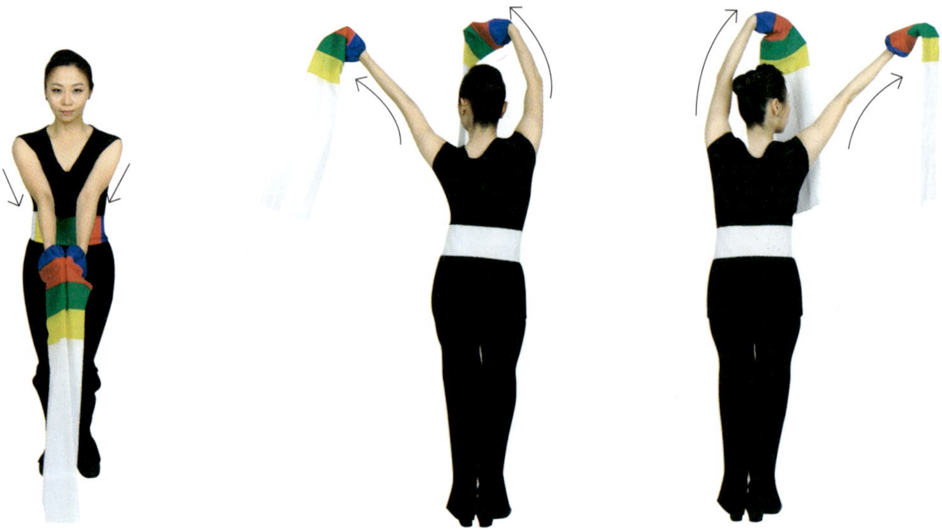

3 '2'와 같지만 팔 위치만 머리 위로 뻗어서 하기

4 '1 ~ 4' 와 같음

C

1 오른발부터 엇갈리게 중심이동시키면서 뛰고 네 번째에 왼발을 들며 크게 뛰기(팔은 허리에 손) * 반대쪽 실시

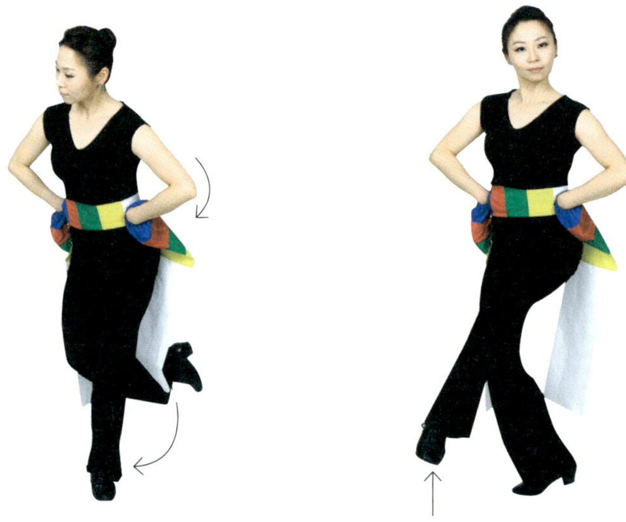

2 제자리에서 좌우 감기동작 반복

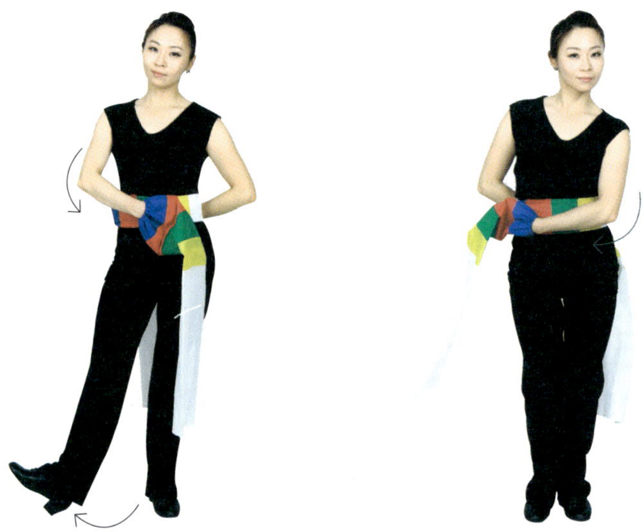

3 1과 2를 반복

〈 4 (나레이션 부분) 〉

1 왼손을 앞으로 뻗은 상태에서 오른손으로 박수를 치고 오른쪽 옆방향으로 작은 원을 두개 그리면서 팔을 옆으로 벌리고 다시 돌아오면서 작은 원 하나 그리고 다시 박수치기

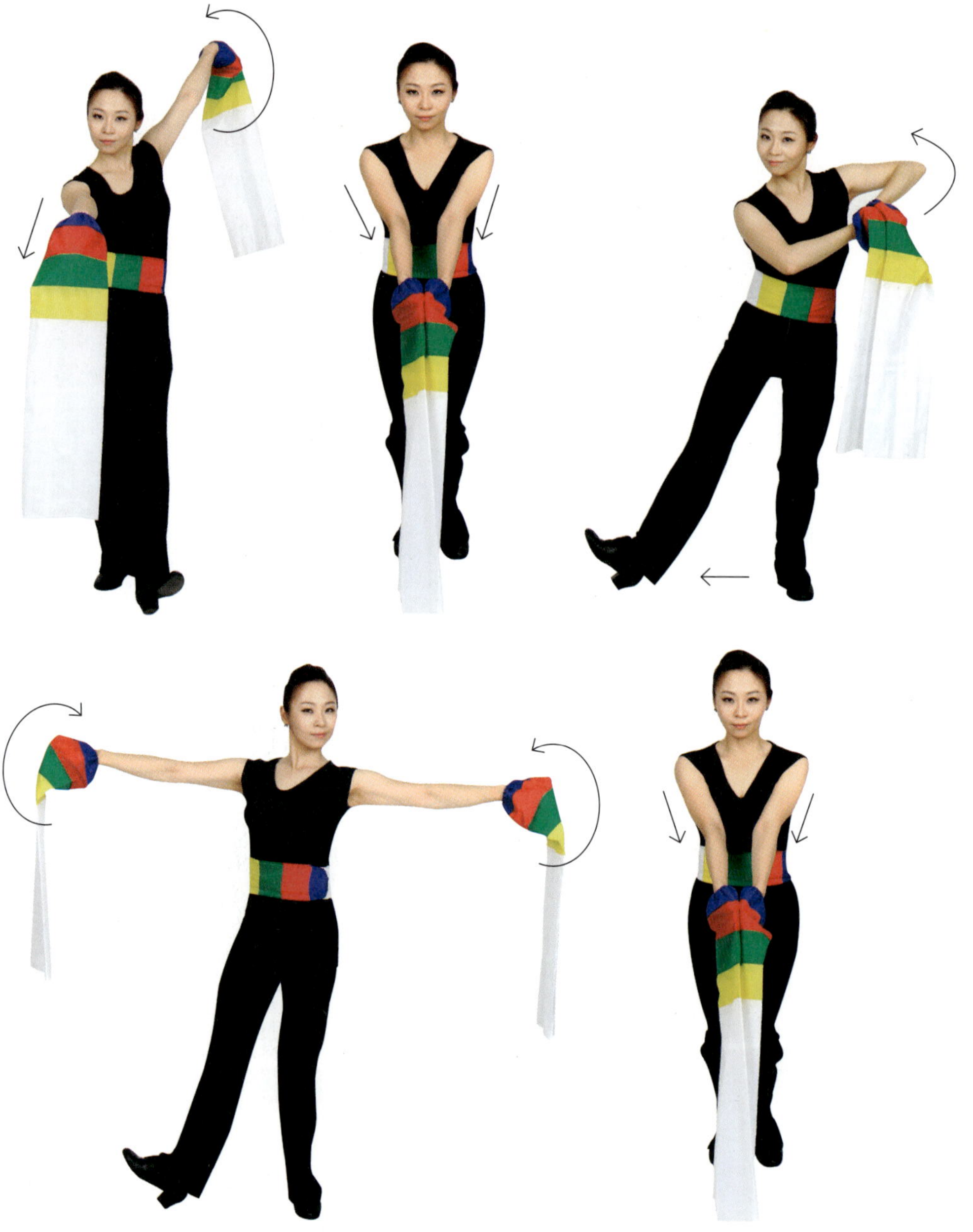

2 두 손을 마주잡은 채로 오른쪽으로 크게 원을 그리며, 발은 오른쪽 스텝 하나 찍고 다시 모으기

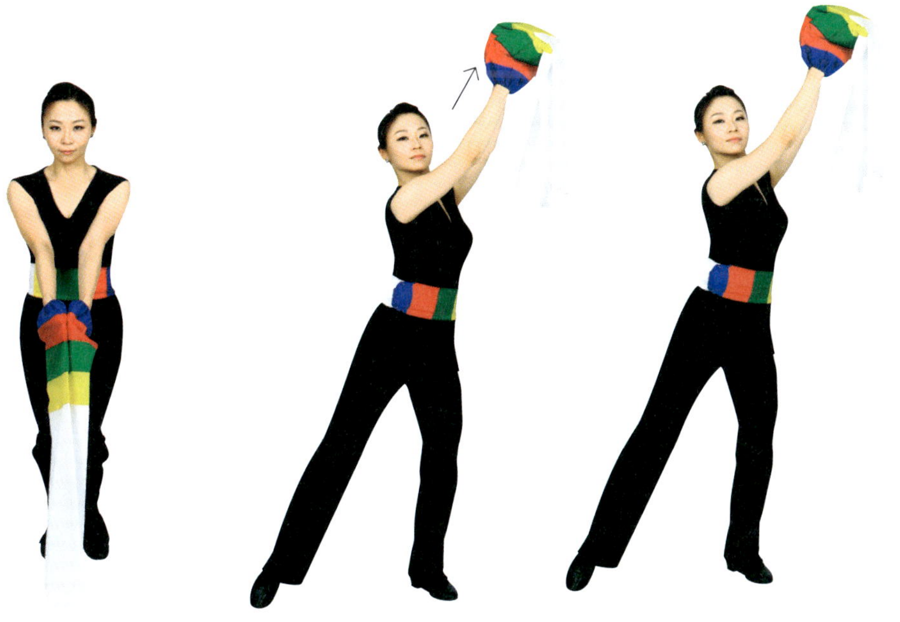

3 '1' 반복

4 양팔 옆으로 벌려서 손바닥 뒤집기 2박자에 4회 실시

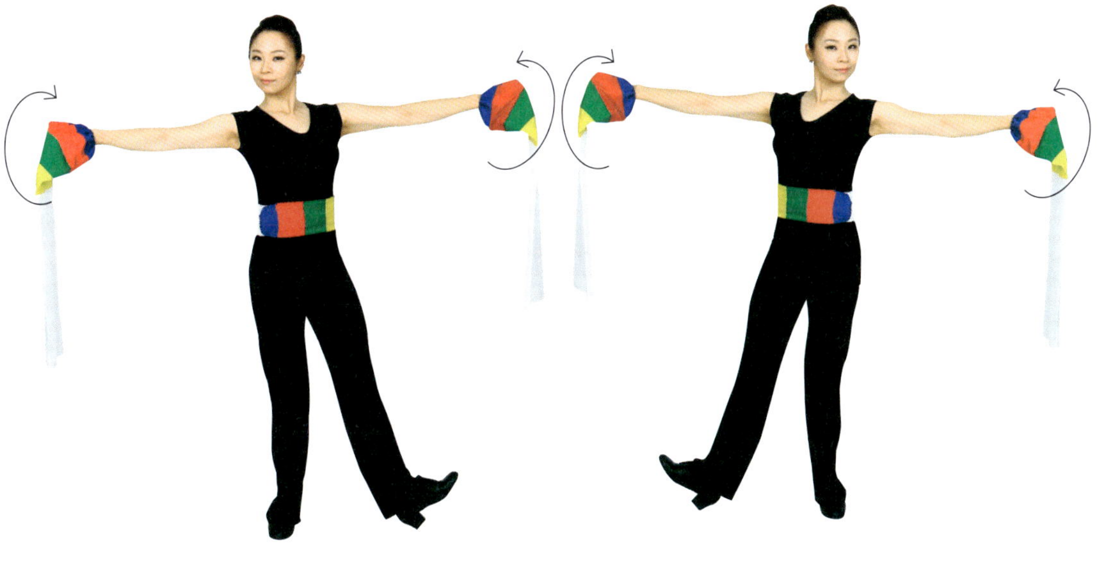

5 '1 ~ 4'를 3회 반복하고 세 번째에 양팔로 머리 위 하트를 만들어 줌

chapter 6

소품을 응용한 움직임 예

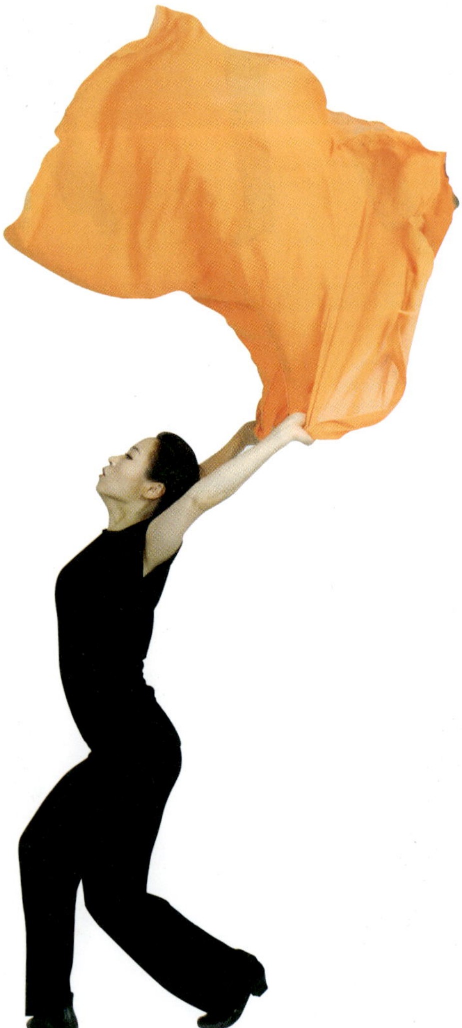

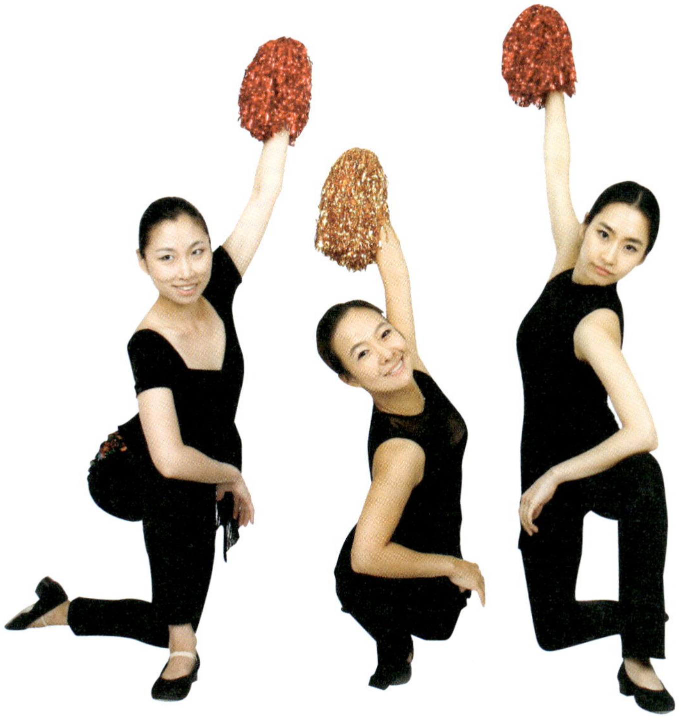

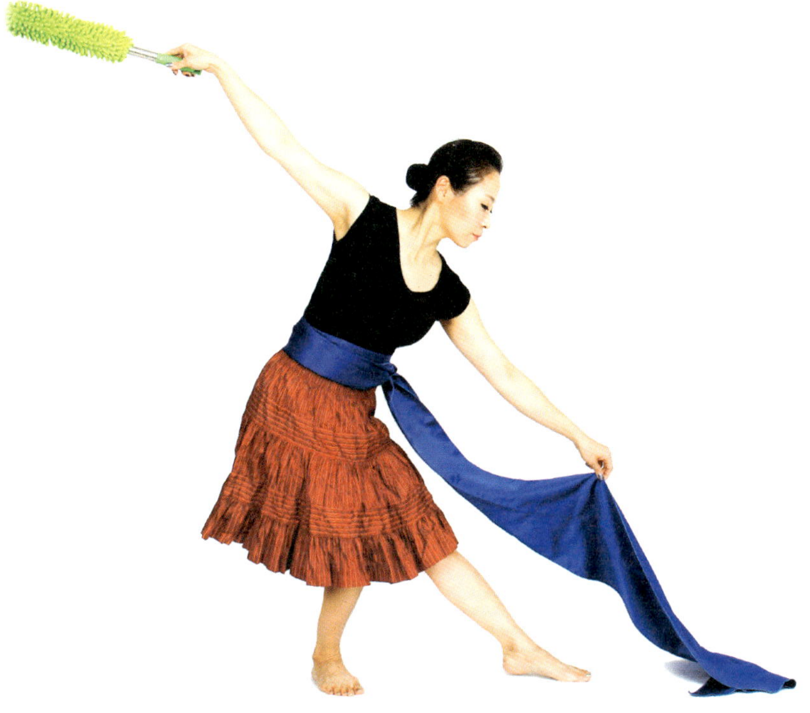

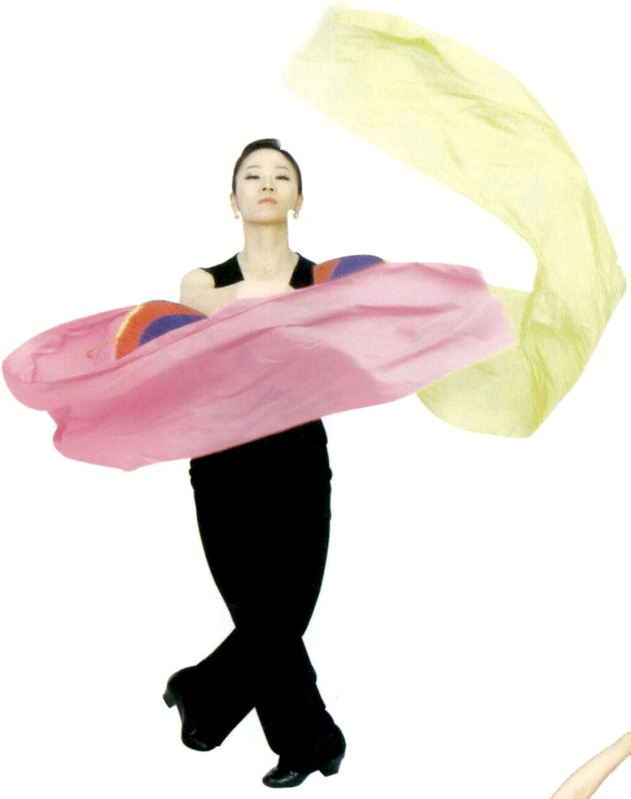

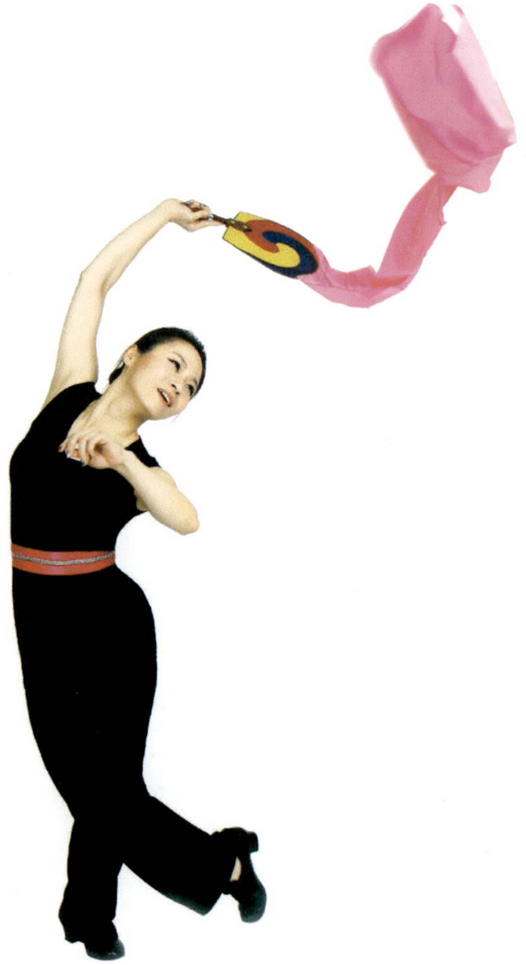

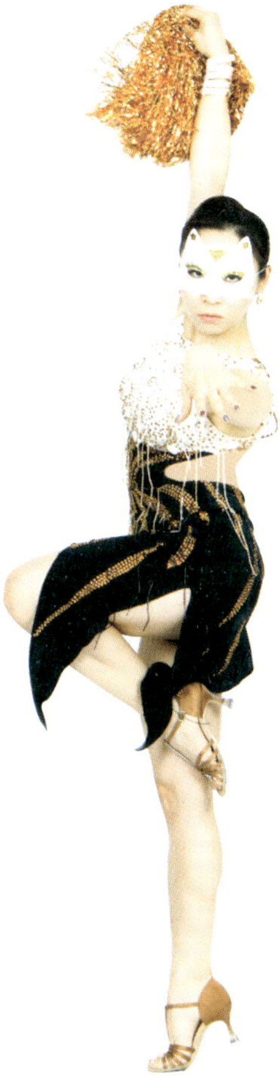

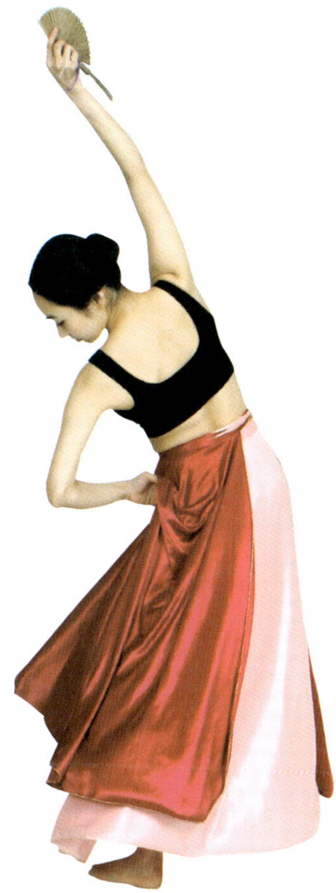

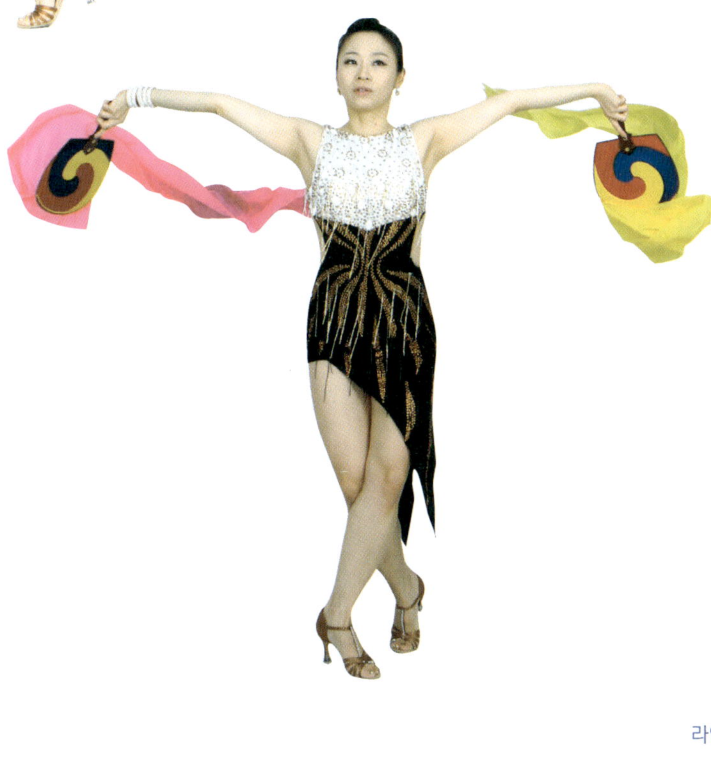

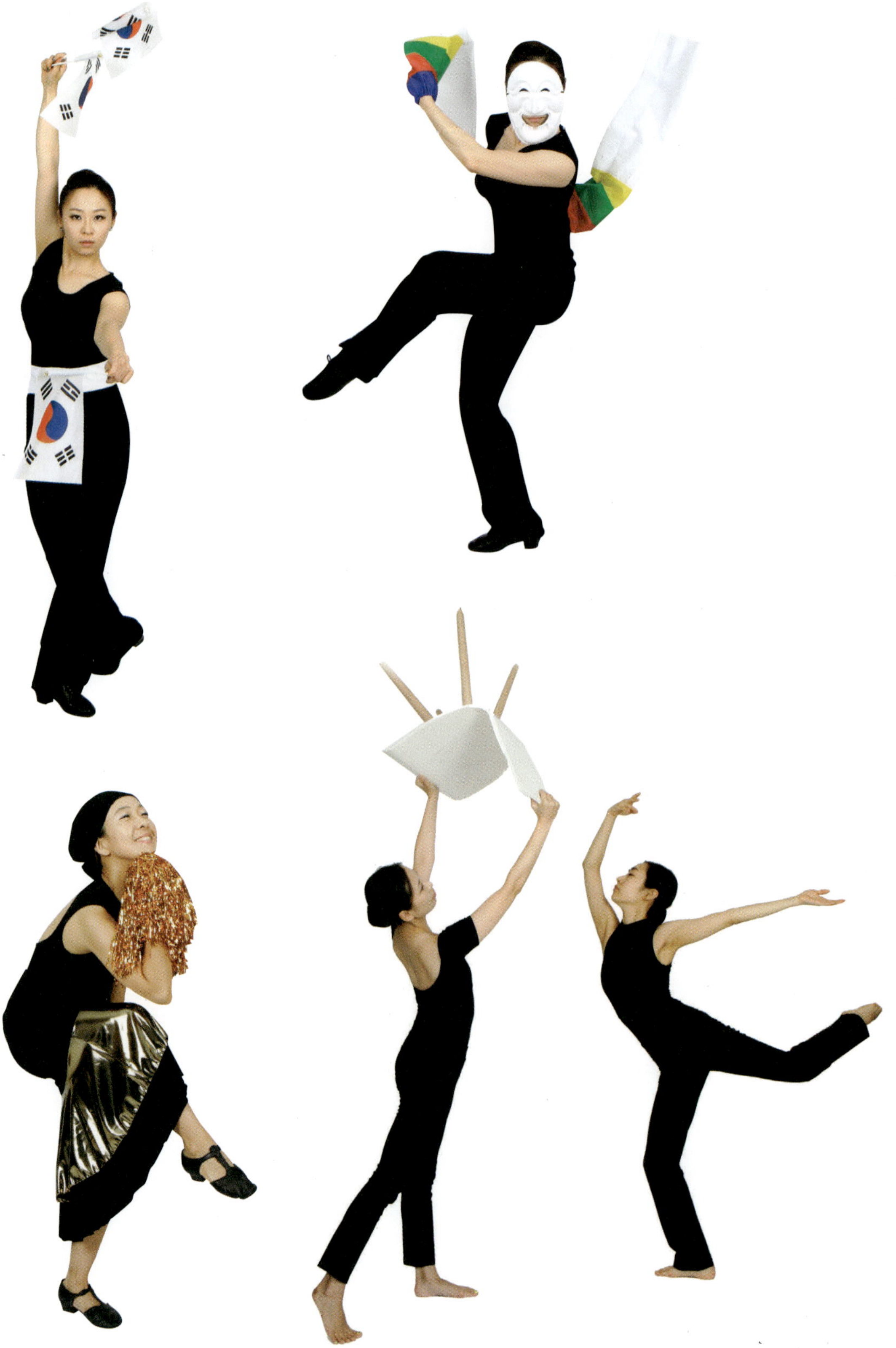

chapter 7

라인댄스, 댄스스포츠 라인댄스의 용어

1. **back corte** 탱고의 베이직 피겨 중 하나.사이드 리드로 왼발을 후진할 때, 여자는 진진이다.오른발의 풋 워크에 주의한다.
2. **balance** 체중의 배분. 체중의 중심은 두 다리를 벌리고 있을 때에는 가운데 있고, 두 다리가 모여 있을 때에는 한쪽 다리 바로 위에 있다. 발의 움직임에 따라서 체중을 이동시키고, 균형을 유지하는 상태를 말한다.
3. **balance step** 오른발 옆으로 스텝, 왼발을 오른발 뒤에 끌어 붙이고 체중을 오른발 제자리 스텝한다.
4. **ball** 엄지발가락 부분의 아래로 볼록한 곳을 말한다.
5. **ballroom** 무도실
6. **basic movement** 가장 기본이 되는 동작. 남자는 오른손을 여자의 견갑골 위에 대고, 왼팔을 자연스럽게 걸치고 오른손으로 남자의 왼손 엄지와 검지 사이에 올려놓은 뒤 가볍게 주먹을 쥐는 자세로 시작한다.
7. **brush** 한 발이 다른 발의 발목을 가볍게 스치는 동작이다.
8. **cha cha cha** 제자리, 앞, 옆, 뒤의 어느 방향이든 가능하며, 오른(왼)발을 옆으로 스텝, 왼발을 오른발 옆에 모으며 스텝, 오른발 옆으로 스텝한다.
9. **charleston** 오른(왼)발을 앞이나 뒤로 무릎을 가볍게 움직이면서 발끝이나 뒤꿈치

로 찍으며 딛는 동작이다.

10. chasse 10댄스에 사용되는 3보로 이루어진 동작. 열고, 닫고, 여는 모든 동작으로 전, 후, 옆, 회전 등을 통하여 행할 수 있다.

11. coaster 오른(왼)발 앞으로 스텝, 왼(오른)발을 오른(왼)발 옆에 모으며 스텝, 오른(왼)발 뒤로 스텝한다. 또는 오른(왼)발 뒤로 스텝, 왼(오른)발을 오른(왼)발 옆에 모으며 스텝, 오른(왼)발 앞으로 스텝한다.

12. Cross Shuffle (크로스 셔플) 오른발 왼발 앞으로 크로스 스텝(1), 왼발 옆으로 스텝(&), 오른발 왼발 앞으로 크로스 스텝(2)

13. diamond step 자이브의 피겨 명칭. 다이아몬드 모양을 그리며 행하는 동작으로 오른발로 왼쪽부터 그리기 시작한다.

14. Dorothy Step (도로시 스텝) 스텝의 모양은 록 스텝과 같으나 오른발 앞으로 스텝(1), 왼발을 오른발 뒤로 엇갈리게 잠금(2), 오른발 앞으로 스텝(&)으로 진행되며 발과 어깨의 방향이 같다.

15. Drag (드래그) 체중이 실려 있지 않는 발을 천천히 끌어 당겨오는 동작. Draw라고도 한다.

16. fencing line 오른발(왼발)을 앞으로 체중을 두고 왼팔을 사선 아래로 오른팔을 사선 위로 옆으로 펴서 펜싱 모션을 취하는 자세를 말한다.

17. flick 발을 무릎까지 들어 올렸다가 그 아래로 날렵하게 흔들듯이 움직이는 것이다.

18. Forward Mambo Step (포워드 맘보 스텝) 오른발 앞으로 락 스텝(1), 왼발 제자리 리커버(&), 오른발 모으기 또는 뒤로 스텝(2)

19. jazz box 오른발을 왼발 앞으로 스텝, 왼발을 오른발 뒤로 스텝, 오른발 옆으로 스텝, 왼발을 오른발에 모은다.

20. kick-ball-change 오른(왼)발을 앞으로 킥한 후 볼로 딛고 왼발에 체중을 옮기는 동작이다.

21. latin Dance 룸바, 차차차, 삼바, 파소 도블레, 자이브의 5종목이 라틴 아메리칸 댄스의 경기 종목으로 사용된다.

22. lock Step 두 발을 교차시키는 것. 자물쇠로 채우듯 고정시키는 동작이다.

23. merengue 도미니카 공화국의 Folk Dance로 후에 ㅎㅓㄱ마루나 댄스로 미국

에 전해졌다. 정확한 리듬과 개성적인 스타일의 댄스이다. 라틴 댄스로는 메렝게 액션의 치킨 웍의 1~3보와 메렝게 자이브 등으로 사용되고 있다.

24. **natural Turn** 오른쪽으로 회전하는 모든 피겨를 "내추럴"이라 한다.

25. **new york** 룸바, 차차차의 피겨 명칭. 뉴욕의 상징인 '자유의 여신상'처럼 손을 위로 들어올리기 때문에 붙여진 이름이다.

26. **over vine** 왼발을 오른발 앞에 크로스, 오른발을 옆으로 스텝, 왼발을 오른발 뒤에 크로스.

27. **pivot turn** 체중이 있는 한쪽 발만으로 회전하는 것을 말한다.체중이 없는 다른 발은 전, 후방에 두고 회전한다.

28. **point** 한쪽 발끝 또는 뒤꿈치로 어느 지점을 찍는다. 보통 체중을 옮기지 않는다.

29. **reverse turn** 왼쪽으로 회전하는 모든 피겨를 "리버스"라 한다.

30. **rock and recover** 전 · 후, 좌 · 우로 흔드는 동작. 체중을 왼발에서 오른발 또는 오른발에서 왼발로 바꾸어 옮기는 것.

31. **rock step** 전 · 후 · 좌 · 우로 흔드는 동작. 두 발을 벌린 채, 체중을 왼발에서 오른발 또는 오른발에서 왼발로 바꾸어 옮기는 것이다.

32. **rocking chair** 오른발을 앞으로 록 스텝, 왼발 제자리 스텝, 오른발 뒤로 록 스텝, 왼발 제자리 스텝한다.

33. **rolling turn** 오른쪽이나 왼쪽으로 쓰리 스텝(three step)으로 도는 것이다.

34. **Routine** 스텝과 스텝을 연결하여 조화 있게 구성하는 것이다.데몬스트레이션, 경기회 등 특정의 목적을 위해 수종의 피겨나 베리에이션으로 동작의 순서를 구성하는 것이다.

35. **Samba Step (쌈바 스텝)** 오른발 왼발 앞으로 크로스 스텝(1), 왼발 왼쪽 옆으로 스텝(&), 오른발 제자리 스텝(2)2

36. **sailer step** 오른(왼)발을 왼(오른)발 뒤에 크로스, 왼(오른)발은 옆으로 스텝, 오른(왼)발 제자리 스텝이다.

37. **scissor step** 오른발을 옆으로 스텝, 왼발은 오른발 옆에 모으며 스텝, 오른발을 왼발 앞에 크로스.

38. **shimmy** 상체 동작으로 양어깨를 앞 · 뒤로 흔든다.

39. **slide** 한발을 바닥에 밀어 그 발에 체중을 옮기는 것을 말한다.
40. **slip chasse** 차차차 피겨의 명칭이다.앞으로 내딛는 발을 다시 체중의 중심으로 끌어당기는 샤세이다.카운트는 기본적으로 차차원, 차차투, 차차쓰리 등으로 한다.
41. **spot turn** 쿠바의 노예들이 마차의 바퀴를 중심으로 1회전하는 동작에서 유래되었다.한 점을 중심으로 왼쪽이나 오른쪽으로 세 걸음 앞으로 간다.왼쪽으로 돌려면 오른발로 시작하고, 오른쪽으로 돌려면 왼발로 시작하며 마지막 스텝은 앞으로 내딛는 것이 원칙이지만 옆으로 벌릴 수도 있다.
42. **step** 발의 옮김을 말함.방향에 관계없이 발을 옮김으로써 체중이 이동한다.
43. **stomp** 한 발로 세게 바닥을 두드리는 것.
44. **sugar foot** 발끝을 제자리에서 안쪽으로 찍고, 뒤꿈치를 아웃시켜 찍는 동작이다.
45. **sway** 몸이 좌우로 경사되는 것이다.보디 스웨이라고 하며 다리부터 위쪽의 전신을 일직선으로 한 채 오른쪽 또는 왼쪽으로 약간 기울어지는 몸동작을 말한다.
46. **swivel** "비비다"라는 의미이다.
47. **Syncopated (씽코페이티드)** 박자에 변화를 주는 형태. 예) 1&2, 12&3...등 박자의 변화
48. **touch** 한 발의 발끝을 들어 다른 한 발 옆으로 가져다 대며 바닥에 가볍게 찍는다.
49. **twinkle** "반짝이다"라는 의미로, 오른발을 왼발 앞으로 스텝, 왼발 옆으로 스텝, 오른발 제자리에서 스텝한다.
50. **volta** 삼바의 피겨 명칭. 볼타 무브먼트에는 트레블링 볼타, 서큐러 볼타, 스팟 볼타 등 3가지 유형이 있다.빠른 발동작을 사용하는 것이 특징이다. 왼발을 오른발 앞으로 교차시킨 다음, 오른발을 옆으로 벌리고 다시 왼발을 오른발 앞으로 교차하면서 재빨리 옆으로 진행하는 동작이다.
51. **waltz Step** 오른발 앞으로 스텝, 왼발 앞으로 스텝, 오른발을 왼발에 모은다. 또는 왼발 앞으로 스텝, 오른발 앞으로 스텝, 왼발을 오른발에 모은다.
52. **Weave Step (위브 스텝)** '베를 짜다' 또는 '얽히다'라는 의미이다. Vine Step의 움직임에서 반복한다. 통상은 처음 1보를 앞의 크로스에서 시작한다.
53. **zig zag step** 지탱하고 있는 발쪽의 앞과 뒤쪽으로 번갈아 옆으로 이동하는 것을 말한다.

참고문헌

1. 김두련(2011), 교사를 위한 라인댄스, 한국 ; 학술정보
2. 김두련(2011), 댄스스포츠 용어사전, 서울 ; 스포츠북스
3. 김두련(2016), 춤,무용,댄스, 서울 ; 혜민라이프
4. 김두련(2018), 현대인의 댄스스포츠, 서울 ; 혜민북스
5. 김영환 외 4인(2008), 라인댄스, 서울 ; 대한미디어
6. 김혜진(2008), 방과후 학교생활무용 프로그램 참여가 초등학생의 자아 개념에 미치는 영향 ; 춘천교육대학교대학원 석사학위 논문
7. 노은초(2010), 중년 여성들의 라인댄스 참여 경험 ; 숙명여자대학교 석사학위 논문

모델 프로필

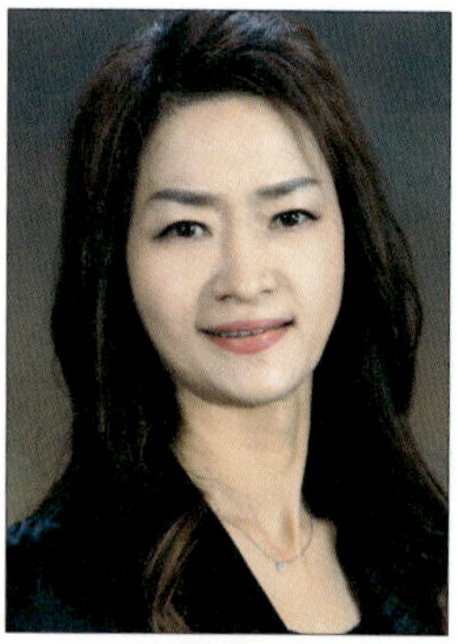

이경희

- 세종대학교 무용과 졸업
- 사)라인댄스퀸코리아협회 이사
- 사)라인댄스퀸코리아협회 교육위원 및 심판위원장
- 사)세계움직임교육센터 이사

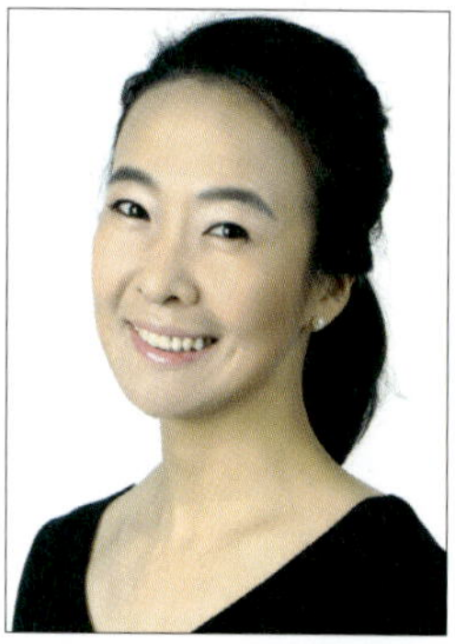

박인실

- 연세대학교 체육학과 박사
- (현)대한라인댄스협회 회장
- 한국초등무용학회 이사
- 한국문화교육학회 이사

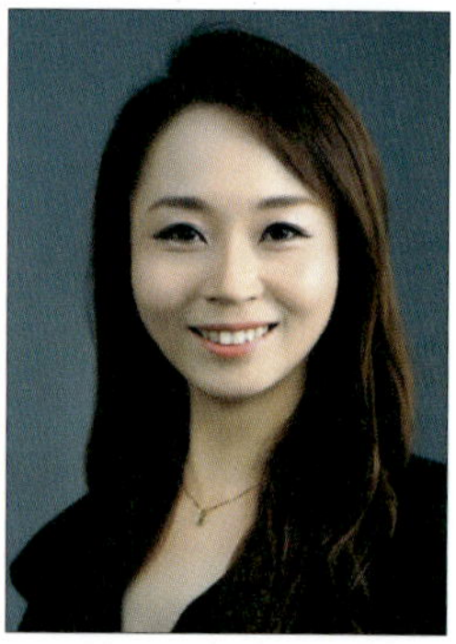

김지연

- 서울교육대학교 초등체육교육 석사
- 서울수송초등학교 교사
- 한국초등무용학회 이사
- 댄스스포츠 라틴 아마추어선수
- 라인댄스 1급 지도자, 시니어 지도자

찾아보기

김두련 저서

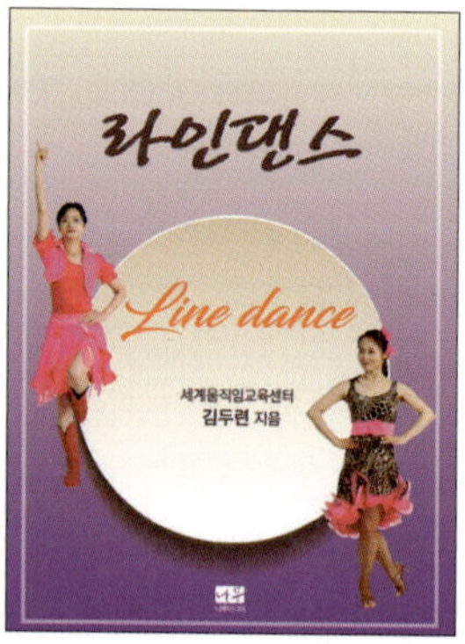

라인댄스

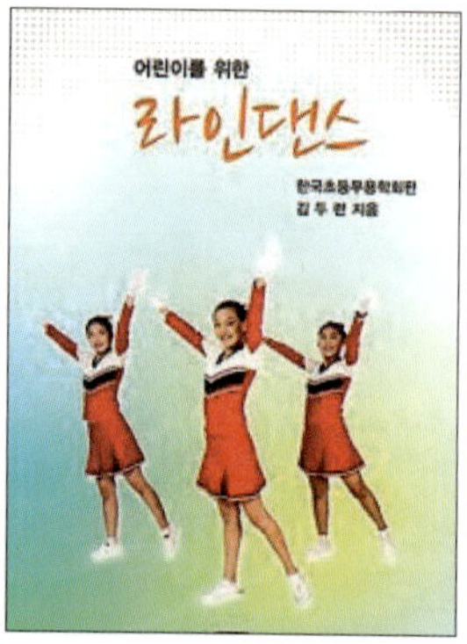

어린이를 위한 라인댄스

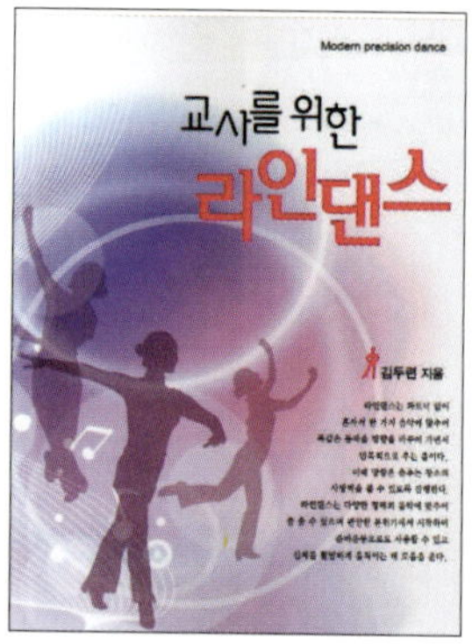

교사를 위한 라인댄스

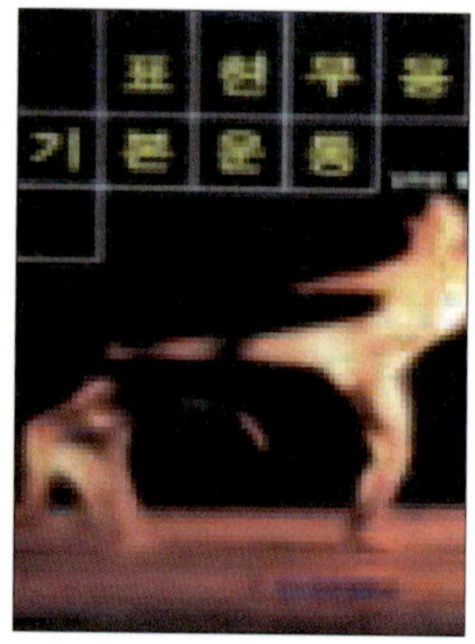

표현활동 기본무용

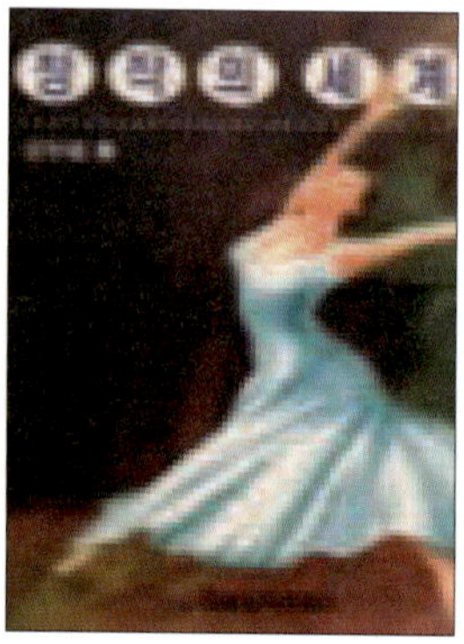
창작의 세계

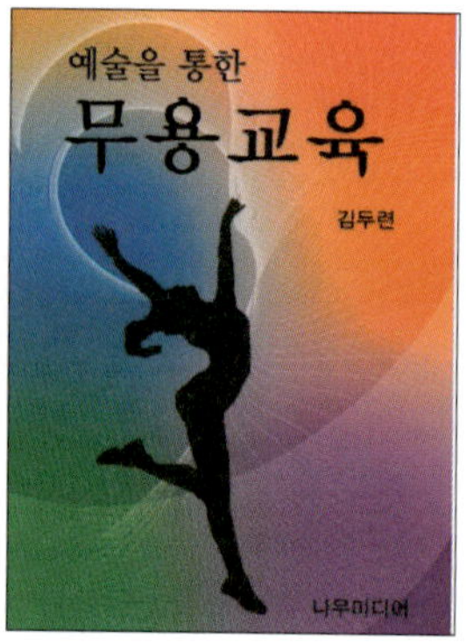

예술을 통한 무용교육

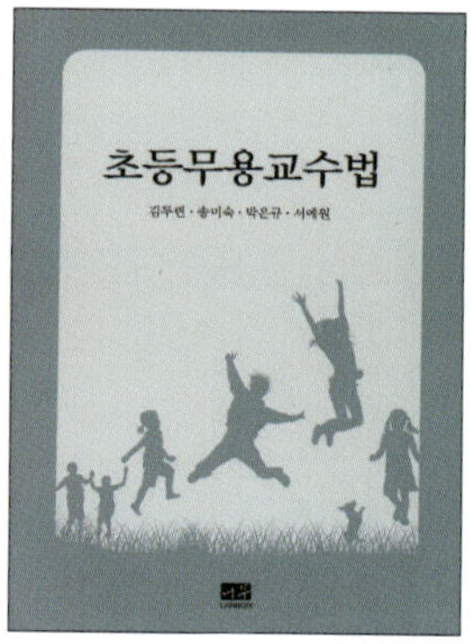

초등무용교수법

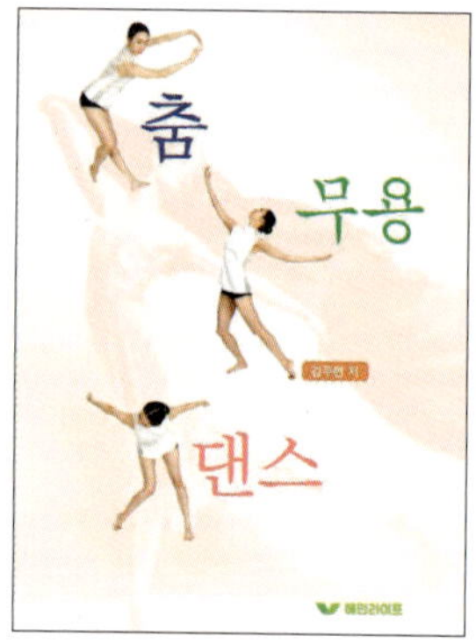

춤 무용 댄스

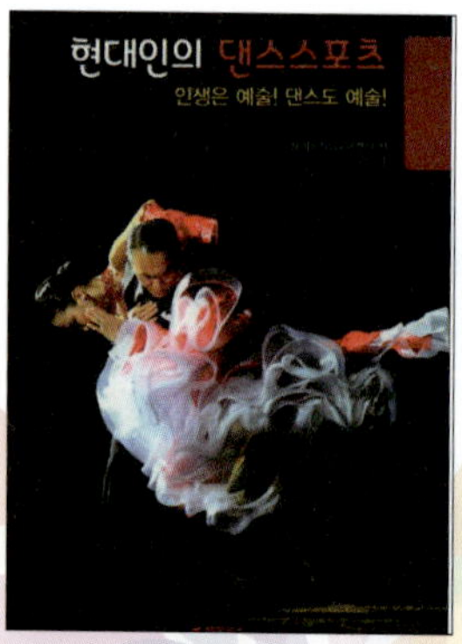

현대인의 댄스스포츠

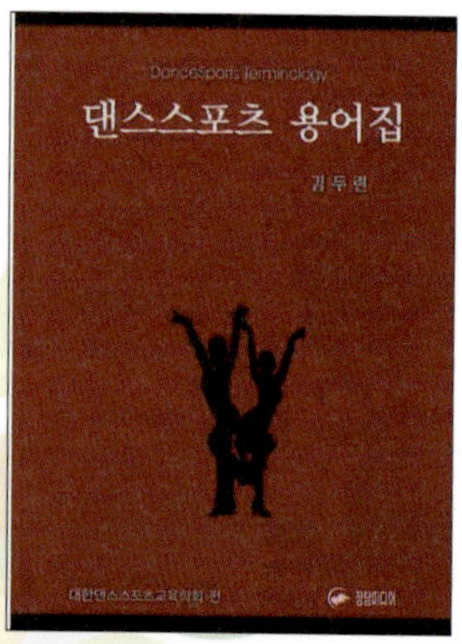

댄스스포츠 용어집

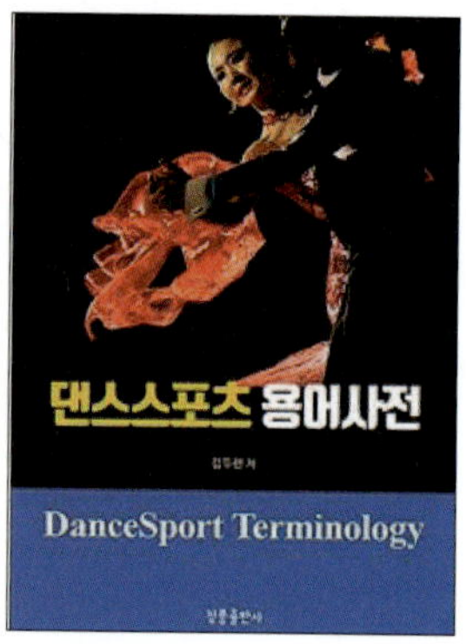

댄스스포츠 용어사전

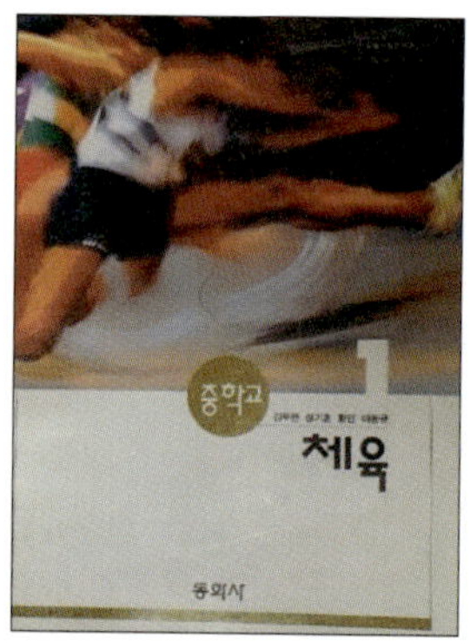

중학교 체육 1, 2, 3

역서

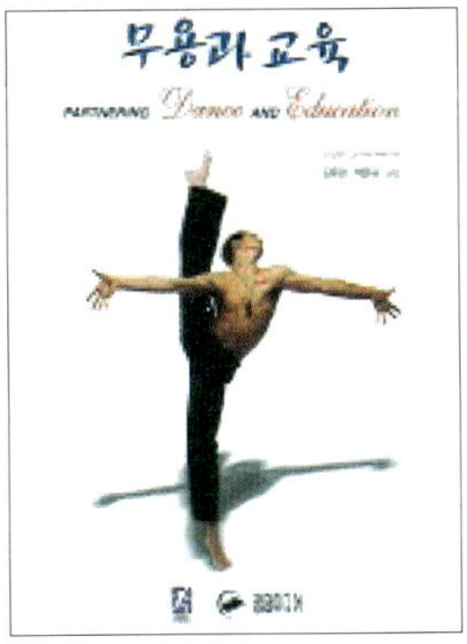

무용과 교육

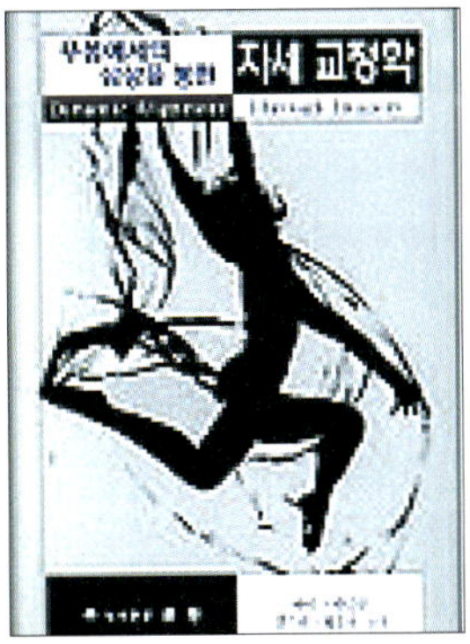

자세 교정학

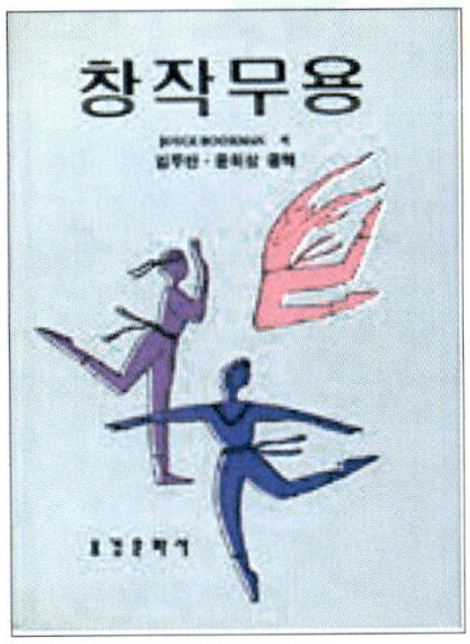

창작무용

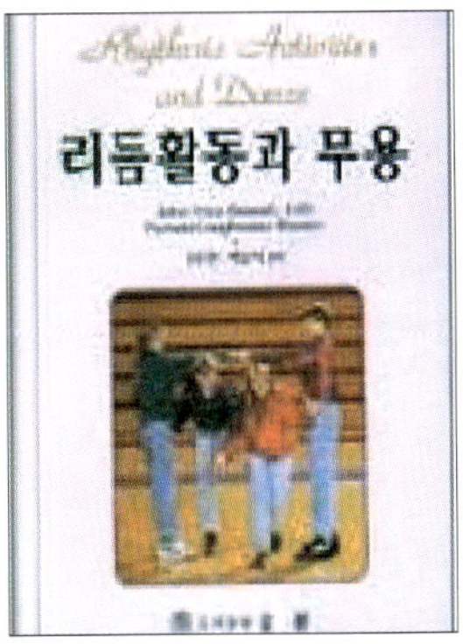

리듬활동과 무용교육

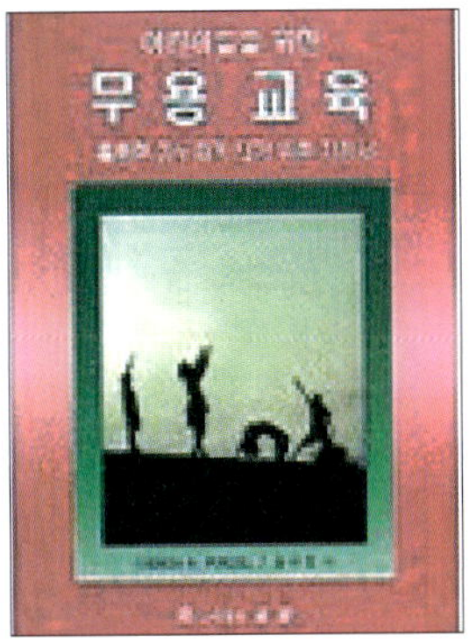

어린이들을 위한 무용교육

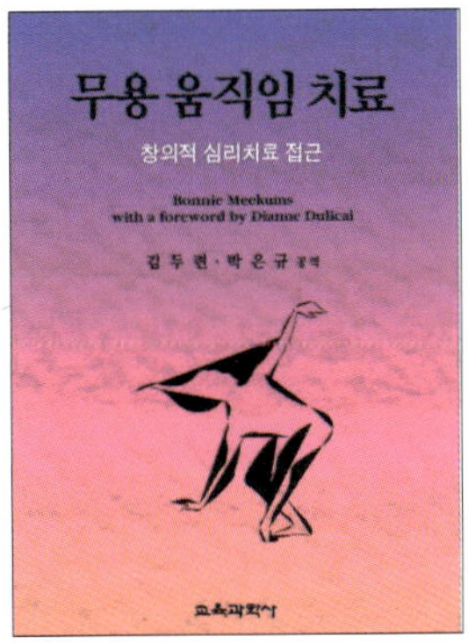

무용 움직임 치료

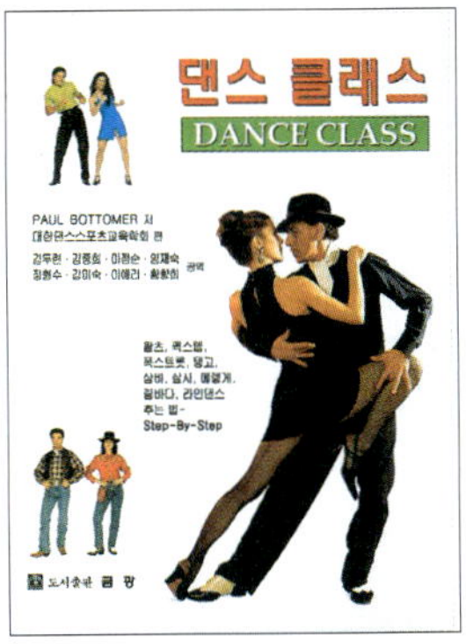

댄스클래스

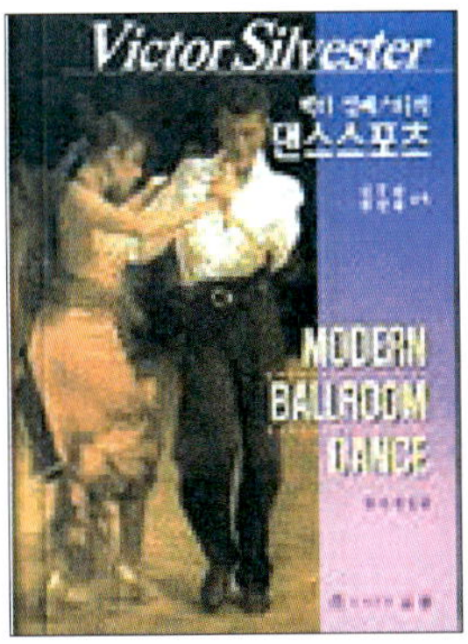

빅터실베스터의 댄스스포츠

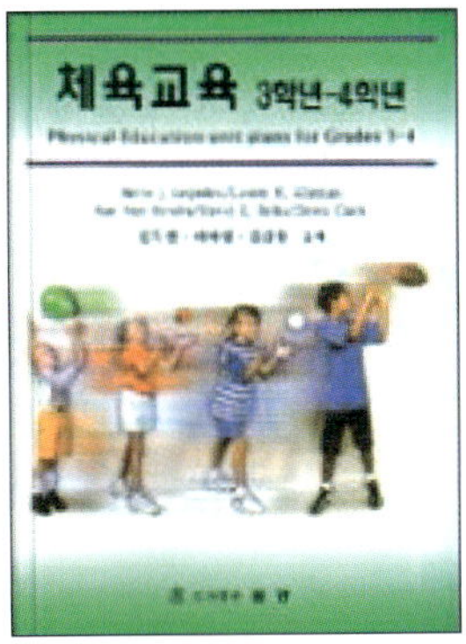

체육교육

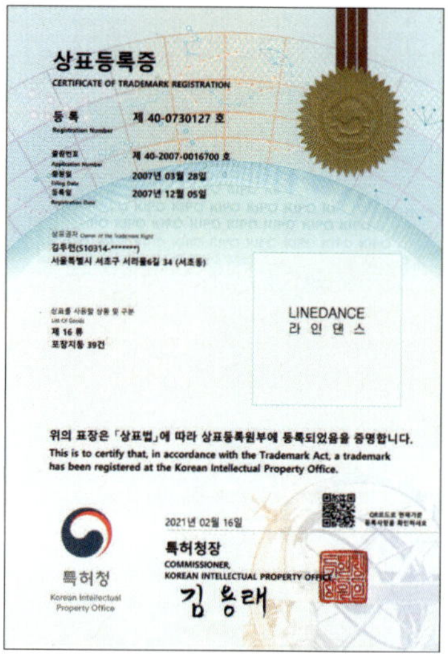

상표등록증

CERTIFICATE OF TRADEMARK REGISTRATION

등록 Registration Number 제 40-0730127 호

제 40-2007-0016700 호

2007년 03월 28일

2007년 12월 05일

김두련(510314-*******)

서울특별시 서초구 서리풀6길 34 (서초동)

제 16 류

포장지등 39건

LINEDANCE

라 인 댄 스

위의 표장은 「상표법」에 따라 상표등록원부에 등록되었음을 증명합니다.

This is to certify that, in accordance with the Trademark Act, a trademark has been registered at the Korean Intellectual Property Office.

2021년 02월 16일

특허청장

COMMISSIONER, KOREAN INTELLECTUAL PROPERTY OFFICE

김용래

특허청

Korean Intellectual Property Office

본 라인댄스에 대한 상표는 제40-0730127호로 대한민국 특허청에 상표등록된 것으로서, 이의 무단복제, 가공, 배포시에는 민사상 손해배상은 물론 지적 보호관리 법률에 의하여 형사 처벌을 받을 수 있습니다.

건강을 위한

라인댄스

2025년 5월 15일 초판 인쇄

2025년 5월 30일 초판 발행

•

저자 **김두련**

발행자 **박재린**

발행처 **도서출판 나무미디어**

•

주 소 **경기 성남시 분당구 정자1로 30길 107-1002**

전 화 **031-712-9489**

팩 스 **031-602-9489**

•

E-mail **injae8005@hanmail.net**

등 록 **제2016-000031호**

정 가 **16,000원**

ISBN **979-11-86756-37-9**

낙장·파본은 교환해 드립니다.

Printed in Korea.